厚爱

社区护理
叙事织锦

主审 陈德芝

主编 李水静 朱爱勇 刘薇群

U0295426

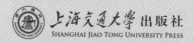
上海交通大学出版社
SHANGHAI JIAO TONG UNIVERSITY PRESS

内容提要

本书汇编了 40 多位社区卫生服务中心专科护理人员亲身经历的临床案例,划分为糖尿病护理、伤口护理、安宁疗护、血管通路及其他护理四个板块。本书从叙事护理的视角,叙述了患者、家属及社区护士所经历的真实故事,阐述了患者在"家门口"所获得的具有专业厚度与人文温度的就近、便捷、规范的基层卫生健康服务。

本书的读者包含患者、家属、社会大众及社区卫生服务中心的医护工作者,期许读者在阅读中共情,陶冶自我心灵,同时希望书中的故事能引起社区卫生服务中心医务工作者对自身工作的重视,提升职业荣誉感、责任感与人文素养。

图书在版编目(CIP)数据

厚爱:社区护理叙事织锦/李水静,朱爱勇,刘薇
群主编. —上海:上海交通大学出版社,2024.9
ISBN 978 - 7 - 313 - 31542 - 7

Ⅰ.R473.2

中国国家版本馆 CIP 数据核字第 2024FT8670 号

厚爱——社区护理叙事织锦
HOU'AI——SHEQU HULI XUSHI ZHIJIN

主　编:	李水静　朱爱勇　刘薇群			
出版发行:	上海交通大学出版社	地　址:	上海市番禺路 951 号	
邮政编码:	200030	电　话:	021 - 64071208	
印　制:	上海万卷印刷股份有限公司	经　销:	全国新华书店	
开　本:	880mm×1230mm　1/32	印　张:	7.375	
字　数:	163 千字			
版　次:	2024 年 9 月第 1 版	印　次:	2024 年 9 月第 1 次印刷	
书　号:	ISBN 978 - 7 - 313 - 31542 - 7			
定　价:	58.00 元			

本书编委会

主　审　陈德芝

主　编　李水静　朱爱勇　刘薇群

副主编　杜　苗　张　娴　刘　霞　诸小红

编　者（以姓氏笔画为序）

马　英（上海市浦东新区泥城社区卫生服务中心）

王晓娟（上海市浦东新区北蔡社区卫生服务中心）

王彩霞（上海市徐汇区华泾镇社区卫生服务中心）

吉守艳（上海市嘉定工业区社区卫生服务中心）

吕彩菊（上海市宝山区淞南镇社区卫生服务中心）

华敏颖（上海市嘉定区江桥镇社区卫生服务中心）

刘　婕（上海市徐汇区漕河泾街道社区卫生服务中心）

刘　静（上海市黄浦区豫园街道社区卫生服务中心）

许　红（上海市浦东新区金杨社区卫生服务中心）

李　丹（上海市松江区新桥镇社区卫生服务中心）

李园园（上海市嘉定区江桥镇社区卫生服务中心）

杨天娇（上海市金山区山阳镇社区卫生服务中心）

杨旭红（上海市金山区金山卫镇社区卫生服务中心）

杨霜霜（上海市静安区临汾路街道社区卫生服务中心）

余燕飞（上海市奉贤区金海社区卫生服务中心）

沈　艳（上海市杨浦区大桥社区卫生服务中心）

张　盈（上海市静安区静安寺街道社区卫生服务中心）

张　雪（上海市金山区石化社区卫生服务中心）

张　琳（上海市静安区彭浦新村街道社区卫生服务中心）

张佩文（上海市闵行区莘庄社区卫生服务中心）

张梦婷（上海市浦东新区周浦社区卫生服务中心）

陆　扬（上海市金山区石化社区卫生服务中心）

陆　梅（上海市普陀区宜川街道社区卫生服务中心）

陆思婕（上海市松江区佘山镇社区卫生服务中心）

陈　超（上海市杨浦区殷行社区卫生服务中心）

陈　雯（上海市徐汇区康健街道社区卫生服务中心）

陈丽红（上海市青浦区练塘镇社区卫生服务中心）

季思慧（上海市浦东新区周浦社区卫生服务中心）

周　凤（上海市虹口区嘉兴路街道社区卫生服务中心）

周　红（上海市奉贤区四团镇平安社区卫生服务中心）

周旭芳（上海市徐汇区龙华街道社区卫生服务中心）

赵　洁（上海市徐汇区枫林街道社区卫生服务中心）

赵丽丽（上海市徐汇区华泾镇社区卫生服务中心）

夏　卉（上海市嘉定区安亭镇社区卫生服务中心）

顾迎春（上海市嘉定区江桥镇社区卫生服务中心）

顾秋英（上海市嘉定区嘉定镇街道社区卫生服务中心）

顾晨辰（上海市浦东新区南码头社区卫生服务中心）

徐　琳（上海市杨浦区殷行社区卫生服务中心）

郭晓明（上海市金山区亭林镇社区卫生服务中心）

唐丽玮（上海市嘉定区江桥镇社区卫生服务中心）

黄　婷(上海市浦东新区祝桥社区卫生服务中心)

黄　燕(上海市宝山区月浦镇社区卫生服务中心)

曹　环(上海市闵行区梅陇社区卫生服务中心)

崔　婷(上海市闵行区古美社区卫生服务中心)

褚丽萍(上海市松江区车墩镇社区卫生服务中心)

蔡秋凤(上海市嘉定区马陆镇社区卫生服务中心)

编写秘书

张　翼(上海健康医学院)

范燕红(上海健康医学院附属周浦医院)

插图绘制

刘传风(上海市徐汇区漕河泾街道社区卫生服务中心)

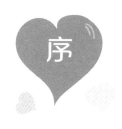

序

　　"共建共享，全民健康"是建设健康中国的战略主题，其核心是以人民健康为中心，坚持以基层为重点，以改革创新为动力。《全国护理事业发展规划(2021—2025年)》也提出应提升基层护理服务能力，加快发展安宁疗护。这就要求社区护理工作要更加主动对接社区群众的健康服务需求，不断扩大社区护理服务的内涵和外延，持续提高社区护理服务能力和水平。而护理与人文是不可分割的共同体，人文为护理工作开拓了更加广阔的领域，人文关怀是护理学的核心，是护士必备的基本素养，也是构建和谐护患关系的关键。因此，如何进一步加强社区护士人文关怀实践，构建符合我国国情的社区护理人文关怀体系成为我们新的问题。上海海军军医大学姜安丽教授研究团队借鉴叙事医学理论与实践研究成果，自2013年起将叙事的理论和方法引入护理学领域，开展有关叙事护理的探索性研究，从而为我们提供了解决问题的新思路。叙事护理是对人文关怀实践内涵的补充，通过对患者故事的倾听、吸收、问题外化及意义重构，启发患者对自身进行多角度思考，发现自身潜在力量，从而为技术日新月异的现代护理补充温情的一面，让护患之间的关系从技术与知识的交换，转变为彼此的尊重和滋养。

《厚爱——社区护理叙事织锦》一书，是在社区护理中推广应用叙事护理的案例集，书中均为社区护理工作中真实发生的案例，编者将其在实施叙事护理过程中见证的若干故事串联起来，用朴素的语言平实地铺陈患者的问题、困惑、需求，以及他们在社区护士陪伴、倾听、点拨后出现的顿悟、改变和满足。印证了患者想要的不只是把身体上的病治好，还希望被理解、被尊重、被关爱。对患者的护理不是只关注检查单上的数据、静脉输液中的血管、伤口换药时的血肉，而是需要呵护这一个复杂的整体，因为他们的心灵往往比身体和数据更加敏感和善变。

没有人文的医学，必然会变得傲慢；没有人文的护理，必然会变得冷漠。我相信每一位热爱社区护理工作的人，都会从这本书中获得很多启发，从而在社区护理实践探索中进一步发展叙事护理，提高工作的价值感、成就感和人生的幸福感，使自身不断成长，成为更好的自己。

周兰妹

2024 年 6 月 13 日

前言

在健康中国建设、分级诊疗、老龄化社会中,社区护理人员亦承担着重任。近年,我市广大的社区护理人员在平凡的岗位上担当尽责、学以致用、躬体力行,在社区卫生服务中发挥积极作用。

本书中40多位来自社区的护理人员从糖尿病护理、伤口护理、安宁疗护等多个专科护理视角,用叙事护理方法,阐述自己在"家门口"为社区卫生服务对象提供具有专业护理厚度与人文关爱温度的就近、便捷、规范的基层卫生健康服务,并在实践中使自我心灵得到陶冶,专业能力得以提升,以及在诸多方面获益匪浅的实例。

本书分为四篇,分别为糖尿病护理篇、伤口护理篇、安宁疗护篇、血管通路护理及其他护理篇,共收集了48例社区叙事护理实例。期待本书向社会展示社区护理人员高质量护理风采,可作为社区优质护理实践和叙事护理的范例供社区护理人员学习、借鉴。

本书出版得到上海健康医学院护理与健康管理学院的大力支持,在撰写过程中得到陈德芝老师的悉心指导,在此诚挚感谢。

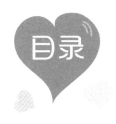

目录

第三篇
呵护生命最后的旅程——安宁疗护

第四篇

"生命线"上的守护——血管通路及其他护理

第一篇

甜蜜负担，携手共抗——糖尿病护理

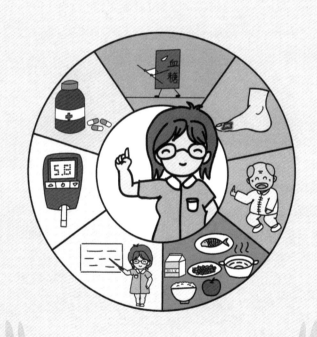

糖尿病,一顶基本会跟随患者一生的疾病帽子,当被明确诊断的那一刻,患者心里难免会有些担心和忧郁,担心终身用药的不良反应,忧郁不能享用人间美味,生活的天空从此暗淡下来,缺乏明媚的色彩。

　　幸而有你,用专业的知识、温柔的语言、适时的鼓励、坚定的眼神,去倾听患者的故事,去解读他们的焦虑情绪、不遵医嘱行为背后的原因,化解"糖友"内心的不安和恐慌;和他们一起携手同行,为其提供用药、饮食、运动、血糖监测、并发症防治等方面的知识指导;提供相应的心理护理,让他们建立信心,拨开阴霾,看到朗朗晴空,感受到抗糖路上一起前行的力量。

　　幸而有你,和风化雨,润物无声。陪伴是最长情的告白,你的陪伴,不仅提升了患者对糖尿病的认知,更拂去了她内心深处独自抗糖的孤单。

　　幸而有你,用满载春风的帆船,将希望带给患者;用充满温馨的乐曲,把关怀的音符输进患者的世界。诗人泰戈尔说过:"天空没有留下翅膀的痕迹,但我已飞过!"你们戴的燕尾帽虽不像皇冠那般高贵、典雅,却展示出圣洁的风采。

　　幸而有你,用点点微光,照亮每一片夜空;像徐徐微风,吹拂每一个角落。你们是光,是风,是人间四月天。

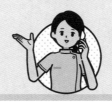

一份来自教师节的祝福

　　周一的早上总是忙碌而充实。这不，刚处理完早上的事务，又有几十条微信消息等着我回复，其中有一条是通过"糖友"群要求加好友的信息，估计是糖尿病医护联合门诊的患者有疑问需要咨询吧。

　　首条留言就是长长的一段文字：问候语，然后是自我介绍、自己的肿瘤手术史及糖尿病史，包括目前胰岛素的使用剂量，近年来的血糖水平等。在看完这条信息后，从他的言语中我能感觉到，这位患者肯定是一位儒雅的知识分子，虽然已经退休，但思路之清晰、逻辑之缜密，让我有些讶异。一般来说，如果年老患者能说出自己的一般情况，就已经很了不起了，而且通常情况下，都是患者先来门诊就诊后，再加入我们的"糖友"微信群。而这位李先生呢，却恰恰相反，我们的第一次接触却是在微信上，而我也是第一次在就诊前对患者进行指导。因此，在我初步了解到他的一些情况后，根据他的用药描述等，很慎重地让他做好对应血糖点的监测，对于我们之间的谈话，他能很好地理解并给予反馈。于是我又详细询问了他的胰岛素注射情况，发现他在胰岛素注射方面有一些认知误区，对此我向他强调了胰岛素注射的注意要点。最后，我告知他第一次就诊的流程、需要携带的资料及药物等相关事项，并让他一定要来门诊就诊，以便医护人员更详细地了解其病情状况，从而做出更全面的治疗指导。

不出所料,那个周日,老李如约前来。略显清瘦的脸庞,眼神里有一丝疲惫,可能是两个月前他做了肠道肿瘤切除术的缘故。老李很细致地从文件袋里拿出他整理好的病历、检查结果及这次的出院小结,大致讲了下病史。朱主任接过资料,边看边询问。老李虽有些中气不足,但思路很清晰。他说:"我有糖尿病史 15 年了,近五年来每年糖化血红蛋白都在 10％以上,注射门冬胰岛素30 个单位已经很多年了,但血糖一直控制不佳,目前在化疗中"。说完,他就把近几日记录的血糖(包括空腹、早餐后、晚餐前后的血糖)记录单也递给我们,看来我交代给他的就诊要点,他都很认真地执行了呢。这样"听话"的患者真难得啊!因而他的第一次就诊异常顺利。朱主任根据他的情况,很快就调整了胰岛素治疗方案,并且搭配了口服药。我想对一个执行力很强的患者来说,很快就会达到医患双方共同的治疗目标。

因为胰岛素治疗方案还在调整中,所以每隔两三天老李就会发一下他监测的血糖记录,并且汇报他的饮食情况。经调整胰岛素剂量后,老李的血糖水平渐渐接近控制目标,身体情况也从术后虚弱的状态中慢慢恢复过来。在看到他的血糖值慢慢接近目标值之后,我们鼓励他进行循序渐进的活动,可以在饭后半小时到一小时开始走路,以自身能够耐受的程度为限。很快,老李的大部分血糖点已达标,我们会拎出其中不达标的一两个血糖点进行讨论分析。老李的学习能力非常强,条理性和逻辑性也很强,只要稍微提醒一下,他就能举一反三。到后来,我只是说到哪个点血糖值偏高或偏低了,老李就会自己回忆并分析原因:比如这一餐没有搭配足量的蔬菜,吃饭速度快了点,或者饮食不规律等。

在这两三周的随访中，我和老李也开始渐渐熟识。这时的老李才悄悄向我透露：他进"糖友"群其实有一段时间了，一直在默默地关注我们，一开始被朋友拉进这个群，他还有点质疑，就想着自己这个糖尿病在大医院看都一直控制不好，这小医院能行吗？估计只是建个微信群做做样子，都是大家发发广告啥的吧，医生和护士能有多大的水平，先观察再说。后来他发现我们在群里会第一时间为患者答疑解惑，比如说，患者今天刚看完门诊后一时忘记了药该怎么吃，在这个微信群里面一问，就会有医护人员帮忙找就诊档案了，并且会再次交代好用法和用量等事项。有些就诊后需要及时调整胰岛素剂量的"糖友"，他们会发血糖记录单在群里，然后医生会根据具体情况直接调整用药，还会经常在群里分享糖尿病相关的健康科普知识，让原本一头雾水的患者感觉到这个集体很温暖，有家的感觉。所以经过一段时间的观察，老李决定主动来"投奔"我们。我当时听完后心里"咯噔"一下：哎哟，我们的群里居然有这样的"密探"！考验还真是无处不在，我哑然失笑。

经过朱主任的精准治疗和我们团队的随访跟踪，老李的血糖水平已趋于稳定并达标。慢慢地，老李发给我的信息内容也从他的血糖记录过渡到他的主持和演出。他说，即便退休了，也要找到自己的人生目标。舞台上的老李，精神饱满，容光焕发，他参加了各种兴趣节目，除了主持，还参加锡剧等戏曲演出，和第一次来就诊时的老李判若两人。后来我在不经意间知道了他是一名多才多艺的退休法官，这才恍然大悟，原来他的思路清晰、逻辑缜密都是源于他的职业啊。

9月10日是教师节，这是我人生中第一次收到这样的一则祝福："今天是教师节，祝小余老师节日快乐！道一声您辛苦了。"虽然是简短的话语,却让我既感到意外又很感动!在这样特殊的日子里能得到患者的认可和尊重,这意味着什么?在老李的心里,我不仅仅是一名医务人员,更是一名育人的老师,这对我来说是很高的评价。现在我们和患者的关系处成了朋友,正是由于他们的信赖,我们才要不断地提升自己,为他们的健康保驾护航。其实医生、护士、患者就像是一条战壕里的战友,只有彼此信任,共同携手,才能战胜病魔。

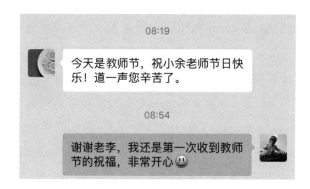

（余燕飞）

深夜的暖心电话

　　天空中有多少颗星星,我们并不能数清。在地球人的眼中,好像启明星是其中最亮的一颗,它最具有代表性,但是周围衬托着它的那些星星,它们的光虽然微弱,但集聚在一起也能照亮星空。一如我们的工作,很多时候可能医生们更闪亮,如同启明星一般,但护士就是衬托在他们周围的小星星。

　　说起来惭愧,我学医的原因刚开始仅仅是出于父辈们的期盼,印象中求学时的我曾为了自己的职业问题,在坚持与放弃中纠结过无数次。慢慢地,在坚持中,我对这份工作有了自己的热爱与执着。记得上学时老师就曾说起过:"既然患者以命相托,医者就必当全力以赴;既然注定了你要干这一行,就一定要选择用心对待"。毕业后我踏上了工作岗位,当我用我的专业所学去帮助患者减轻病痛折磨,看着他们露出灿烂的微笑时,那一刻我真正感受到了护士这一职业的成就感与尊严,我也找到了自己这一辈子要做的事,坚定了要好好学医的初心。

　　有一天我正好在整理糖尿病医护联合门诊的资料,那是一封得到区委书记亲自批示及称赞的感谢信。范阿姨在信中写道:"三十多年来,我第一次开始觉得自己是有可能控制好血糖的,糖尿病及其并发症不再是那个让人糟心的恐怖存在了! 真的,这种感受太神奇了!"这封信将我的思绪一下子拉回到了初见范阿姨的那一刻。

　　那是八月盛夏的一个上午,蝉鸣是那么聒噪不止,糖尿病医护联合门诊候诊室外也显得比往日嘈杂了些。家住奉贤区海湾镇的范阿姨慕名而来,她身患糖尿病三十余年,每天除了要大把大把吃药以外,还要一针针往身上扎,尽管这已经严重影响了她的生活质量,但她的血糖水平还是不稳定,糖尿病肾病、焦虑症、抑郁症随之而来……这对于范阿姨来说,意味着巨大的身心压力。一次偶然的机会,她从签约的家庭医生那里得知平安社区卫生服务中心有糖尿病医护联合团队,诊治糖尿病非常专业有效。范阿姨起初非常纳闷:小小的社区卫生服务中心能有啥呀?市区三级医院都去诊治过,控制效果也不佳。抱着试试看的心态,她来到了门诊,这下让她再次纳闷:那么多的患者,这里真有那么好吗?"既来之,则安之",所幸范阿姨顺利挂上了上午的就诊号。在等候的过程中,范阿姨一次又一次看到了糖尿病医护联合门诊医生和护士分工明确又配合默契的场面。护士在诊室外进行血糖监测、建档,围绕饮食、运动、胰岛素注射、低血糖防范等方面提供健康指导,态度温和、友好。医生则耐心地进一步询问病史,根据患者的各项检查数据制订个体化治疗方案,精准地选择或调整降糖药物,场面既温馨又高效。

　　根据朱医生为她制订的治疗方案,作为护士的我为她提供了运动、饮食、用药和自我监测等方面的健康指导,同时邀请她加入"平安糖友微信群"。按照我们的嘱咐,范阿姨每天坚持打卡,向群里发她的血糖值,我们也根据范阿姨的实际血糖情况指导其用药。因为范阿姨安装了硅基动感(持续动态血糖监测),所以我们会根据她的动态血糖变化及时提供指导。我通过随身携带的 iPad 查看患者的动态血糖监测值，记得一天晚上在临睡前，我从 iPad 上看到范阿姨的血糖数值下降明显，立即电话联系她，详细询问情况，知晓她晚餐进食较少，目前暂无不适，当即我就指导她进食少许牛奶等食物以防止发生低血糖，同时做好宣教以解除其顾虑。范阿姨感到既惊喜又暖心，夜深了，没想到我还在关注她的血糖，还会特意打电话提醒她。就这样，范阿姨开始每天坚持锻炼，还学会了做自己的"健康管家"，"怎么吃血糖会升得慢？怎么吃会让自己更健康？"她都慢慢了如指掌，血糖控制完全达标，一切都走向了正轨。

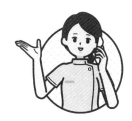

　　草木凋零，霜叶纷飞，萧瑟的深秋散发着寂寥的气息。那天范阿姨又来门诊复诊，我发现范阿姨情绪低落地在那坐着，眼角隐约还泛着泪光，和她平时爽朗的性格截然相反。我走到她面前问："范阿姨，最近血糖控制如何？"

　　范阿姨沉默了一会儿，叹了口气："唉，最近血糖不怎么稳定。"

　　我问："范阿姨，是发生了什么事吗？我看您前段时间血糖控制都是达标的。"

　　"我最近心情不好！"范阿姨沮丧地说，眼泪夺眶而出。

　　我又追问："您是不是有什么心事呢？可以和我讲一下吗？您之前都挺开朗的，说出来让我们看看能不能帮上忙？"

　　范阿姨的声音中满是无奈："本来在你们这里就诊后，血糖一直控制得蛮好的，但是最近宝贝闺女参加单位体检，结果出来不好，要马上住院做手术，闺女还那么年轻，工作又那么能干，怎么会遇到这种事呢？这事我又无能为力，你看我这两天都没睡着。"我蹲下来,真诚地看着她的眼睛,安慰她:"阿姨,女儿生病确实让您担心和难过,然后您又焦虑到睡不好,血糖没控制好,这样对您身体也不好,那我们再想想您家闺女,她如果知道您这样,她心里会不会也很担心您呢?"听完这些话,范阿姨心里似乎有所触动,点了点头,嘴里不断重复着:"是的呀,我家闺女肯定希望我把血糖控制好的呀。"我说:"阿姨,那我们约定好,就从现在开始,调整好心态,我们一起加油!""谢谢你,我现在跟你说了,感觉好多了,我要试着放松心情,调整自己的心态。谢谢你愿意听我讲这么多话,谢谢!"范阿姨拉着我的手久久不放。

接下来的一段时间,我一直与范阿姨保持联系,通过电话、微信得知其女儿的手术很顺利,后续只需要定期随访就行,因而范阿姨的血糖也逐渐控制平稳。再次见到范阿姨的时候,她还未走进诊室,爽朗的笑声就在我耳边回荡,她又恢复了往日的神采。如今范阿姨每次来复诊都会特意跟我打招呼,她笑称我是她生命中的一束光。

这些都是我们日常工作中的小片段。作为医护人员,我们目睹过太多的生死,也见过太多关于人性的故事。我们付出的一点一滴的努力,成果虽小,但如果累积起来,它就是温暖的光。生活不仅仅是眼前的苟且,还有诗和远方,摆脱困顿,消除杂念,凡心所向,素履以往。坚持初心不改,虽远不怠,生如逆旅,一苇以航。

(周　红)

不听话的爷爷

2023 年的夏天,太阳猛烈,整个城市像要被烤焦了一样。街上行人只有零星的几个,为了躲避太阳而选择在树荫下快速地走着。

61 岁的柏爷爷和往常一样正准备出门搓麻将,突然感到一阵头昏,胃反酸,双腿无力。他以为是老胃病又犯了,便吞了一粒治疗胃病的药,休息片刻后症状暂时缓解了,他也就没把这当回事。可是后来这个症状变得越来越严重,到最后他连走路都气喘吁吁的。

老伴劝他去医院做检查,儿子、儿媳也劝他去看门诊,就连家里的小孙子也学着大人的口吻劝他去看病。有了小孙子的助攻,柏爷爷只好硬着头皮去了医院。不测不知道,一测才发现柏爷爷的血糖水平高达 20 mmol/L。医生当场让柏爷爷住院治疗,并义正词严地告诉他,如果不住院治疗,血糖再这样高下去就会引起各种严重的并发症,甚至会导致昏迷! 这可把他吓坏了,柏爷爷很纳闷:自己之前什么感觉都没有啊,吃东西也和以前一样,药也一直吃着,血糖怎么会突然那么高呢?

柏爷爷是个要强的人,退休不到一年。以前上班时身体一直挺好的,身子骨十分硬朗,一副生龙活虎的样子。只是在临近退休的前几年,每年体检都查出血糖偏高,虽然医生给他配了药,但他也是吃了上顿忘了下顿,平时又爱搓麻将,一坐就是一整天,香烟不离手。关于自己的身体,他总感觉没什么大问题。

柏爷爷从来没住过院,他有些抗拒住院治疗。但眼前自己的身体状况使他非常焦虑和恐惧,无奈之下,他只好遵从医嘱住院了。住院期间医生给予胰岛素治疗,每天两次,分别是在早餐前(24 IU)和晚餐前(18 IU)。经过住院治疗,柏爷爷的不适症状很快就消失了,血糖也恢复了正常。九天后柏爷爷开开心心地出院了。出院后,柏爷爷到门诊来配药。他跑过来对我说:"医生就喜欢大惊小怪,我说自己身体没事就真的没什么事儿。你看,我现在没有任何不舒服,精神抖擞,身体倍棒,吃嘛嘛香。"他以为通过住院治疗就能把糖尿病彻底治好。

我知道柏爷爷对自己的病情了解出现了严重的偏差,这样下去非常危险。我郑重其事地告诉他:"糖尿病并不可怕,可怕的是它的并发症。糖尿病是一种慢性的全身代谢性疾病,如果血糖控制不佳,就会出现心脑血管病变、神经病变这些并发症,饮食、运动、用药、血糖监测这些您要听医生的话,才能有效地管理好自己的血糖。"柏爷爷当时的态度非常诚恳,不停地点头说道:"我知道了,知道了,回去一定按你说的做,把血糖控制好。"

然而柏爷爷并没有把我的话真正听进去,他回家后又恢复了以前的生活状态,既不按时打胰岛素,也不合理饮食,还经常偷喝奶茶,家里人对他的行为也是无能为力。没几天时间柏爷爷之前的症状又出现了,而且一天比一天严重。他慌了神,这次没有人劝他,他自己悄悄去了医院,这次血糖飙升到 15.1 mmol/L。慌乱之中他才想起来出院带的胰岛素,可是他在住院期间没有认真听讲解,不知道如何注射胰岛素,也不知道胰岛素笔从冰箱里拿出来需要复温,注射前要排气,皮肤要消毒,他只是想当然地给自己打了一针。"哇！太痛了,我记得在医院里护士为我注射时一点也不痛啊！不管了,只要打一针,血糖应该就降下来了吧?"就这样稀里糊涂地过了几天,柏爷爷的症状非但没有缓解,每次注射时还痛得哇哇乱叫,药液也浪费了不少。他猛然间想到了我们这里的糖尿病护理门诊。

在一个炎热的下午,我正在门诊整理着资料,听着外面响亮的蝉鸣音,心想那么热的天,应该不会有人来看病吧。恍惚间,我仿佛看到门外有一个人影踱来踱去,我走出门,看到一个熟悉的身影朝我这边走来。四目相对那刻,我认出来那是柏爷爷。我笑着迎上去,把他请进房间,让他坐下来喘口气。

柏爷爷一改往日不屑的口吻,他面带尴尬,苦笑着对我说:"我是过来配药的,顺道看看你"。听完,我有些纳闷:柏爷爷平时有些排斥来我的护理门诊,今天天气那么热,他怎么主动过来了呢? 当我看到他病恹恹的样子和一脸愁容时,我立刻明白了,柏爷爷的病情又反复了。

这次我没有像从前那样,直接和他聊糖尿病,也没有谈并发症的事情,而是采取了另一种策略。

"柏爷爷,听说您有个小孙子,活泼可爱。"

柏爷爷听到谈孙子,眼睛里的笑意就显现了出来。

"孙子多大了,有没有照片给我看看呢?"

柏爷爷立马打开手机,翻出照片给我看,一边看一边讲着孙子好玩的事情。"这张是他小时候去动物园看到大猩猩时开心得不得了的照片,这张是去人民广场喂鸽子把他吓到的样子,是不是很可爱?"对于每一张照片背后的故事,柏爷爷都如数家珍,看着柏爷爷对着孙子的照片露出幸福、满足的表情,于是我说道:"柏爷爷,您带着孙子去这里逛逛，又去那里玩玩，肯定很开心，对吧？邻居肯定很羡慕您。"柏爷爷听了我的话，叹了口气，回答道："谁说不是呢，可是现在你看我这个血糖，忽高忽低的，我还真放心不下我这个小孙子。"我乘胜追击，说道："柏爷爷，那我们现在开始掌握好方法，把血糖控制好，那您就可以不用叹气和担心了。"

"护士妹妹，你说我的血糖到底能不能控制好？我没有信心呀，"柏爷爷又像个小孩子一样不好意思地说，"你上次教过我怎么打胰岛素，我也没有好好学。"

我微笑着朝他使劲地点了点头，"当然有信心，"我快速拿出胰岛素注射的相关器具，"胰岛素的注射方法我再教您一遍，然后再给您发一个学习视频，您回家后有疑惑的地方也可以给我打电话。"这次柏爷爷学得格外认真，最后柏爷爷成功地演示了一遍胰岛素的注射。"100分，很优秀！"我竖起大拇指鼓励他。后来柏爷爷成了我门诊的粉丝，在饮食、运动、血糖监测方面他都可以成为别人的小老师了。

柏爷爷告诉我，由于他每天照我所说的做，现在血糖控制得可好了，气色好多了，人也精神了。他深有感触地说："一分耕耘，一分收获，就像是辛勤劳作的农夫会看到累累硕果一样，你对我付出的一切努力都没有白费。"说话间，柏爷爷脸上流露出满满的喜悦。

我听着柏爷爷的这一席话，心里又何尝不是同样的感受呢！日月如梭，回首自己二十多年来在护理岗位上度过的日日夜夜，感慨万千。每次遇到这样的场景，我除了能体会到人生的价值和奉献的喜悦之外，作为糖尿病专科护士，更是感到无比欣慰和自豪。

（周　凤）

"小题大做" 细节之处显匠心

在临床工作中,我有时听到其他人对护士的微词,他们认为我们过于"一根筋",甚至常常"小题大做"。然而,实际上,"小题大做"正是我们护士对细节有着极致追求的体现,它反映了一种严谨、细致的工作态度。糖尿病专科护士具备丰富的专业知识,能够为患者制订个性化的护理方案,解决各种疑难杂症。同时,我们还能够发现并解决一些看似微小但严重影响患者生活质量的问题。正是通过"小题大做"的态度,我们能够更准确地把握问题的核心,预见潜在的风险,并采取有效的措施解决问题。这种工作态度不仅有助于提高我们的工作效率,还能让我们在工作中更加出色,为患者的健康提供更加优质的护理服务。

68岁的顾阿姨是我们"甜甜圈"的新"糖友",患有糖尿病20多年("甜甜圈"是我们"糖友"俱乐部的名称)。每周五上午,她都会按时来到我们社区的糖尿病护理门诊,这已经成为她生活的一部分。每次我都会为她进行详细的检查和测量,了解她的健康状况。在她最近一次就诊时,我告诉了她一个让其安心的消息:"顾阿姨,根据今天的检查结果,您的血糖状况一切正常。继续保持这样的血糖水平,真的非常不错。"顾阿姨深知自己有糖尿病家族遗传史,这使得她更加关注自己的健康状况。她明白,保持稳定的血糖水平和及时调整治疗方案对她的健康至关重要。在她的身边,她的儿子始终陪伴左右,给予她无微不至的关心。儿子会提醒她按时服药、注意饮食,还常常陪伴她一同到医院进行检查和治疗,为顾阿姨提供了坚实的后盾。顾阿姨听从医生的治疗建议,认真执行饮食和运动计划;同时,她还保持着乐观的心态和良好的生活习惯。这些努力使得她的病情得到了有效的控制。

每次在与顾阿姨的交流中,我都会深入了解她的病情状况,并提供专业的指导及告知相关注意事项。记得顾阿姨刚来我们糖尿病护理门诊时,带着许多关于治疗的"小问题"。有一次,她拿出胰岛素笔询问我:"护士小姐,医生建议我打胰岛素,我有些担心,打胰岛素会上瘾吗?什么时候可以停药?打胰岛素会有哪些不良反应?打胰岛素需要注意什么呢?"面对顾阿姨的连珠炮式提问,我耐心细致地为她一一解答:"顾阿姨,关于胰岛素注射,让我为您详细解释一下。胰岛素是治疗糖尿病的重要手段,能够帮助糖尿病患者稳定血糖,预防并发症的发生。您不必担心上瘾问题,其实胰岛素与那些会上瘾的药物是完全不同的。它是我们体内调节血糖的激素,当身体无法自行分泌足够的胰岛素时,就需要通过注射来补充。至于停药的问题,是否停用胰岛素需要医生根据您的具体情况再作决定。为了预防不良反应,我们可以采取一些预防措施,如调整饮食和胰岛素的用量。所以顾阿姨您不必过于担心,胰岛素注射并不可怕。如果您有任何疑虑,都可以找我咨询,我会给您最专业的建议。"听完我的解释后,顾阿姨如释重负地说:"谢谢你,护士小姐,你解释得很清楚,我不再担心了。"

打消了顾阿姨的疑虑后,我继续指导她正确的胰岛素注射方法。"顾阿姨,我们来练习一下如何注射胰岛素吧。首先,选择适合的注射部位,如腹部、大腿外侧、上臂外侧和臀部。这些部位方便操作且皮下脂肪丰富,有利于胰岛素的吸收。然后,检查胰岛素笔的剂量是否归零,避免剂量选择错误影响治疗效果。接下来,排掉注射器针头内的空气,防止注射效果不均或导致皮下气肿。根据您的实际情况调整胰岛素剂量,这一步要特别小心。在打针之前,捏紧皮肤使其紧绷,这样打针会更稳定,能减轻疼痛。最后,完全按下注射推键,确保胰岛素完全注入体内。"我一步一步向她演示胰岛素注射的操作流程和注意事项,顾阿姨也听得非常认真。我提醒她:"为了确保胰岛素稳定吸收和防止皮下脂肪营养不良,要经常更换注射部位。这里有一张我们制作的规范注射的图卡,您可以参考。"顾阿姨看着手中的注射卡感慨道:"原来注射胰岛素还有这么多讲究啊,我得好好学习。"

一周后的糖尿病护理门诊,顾阿姨焦虑地向我诉苦:"妹妹,每次我用酒精消毒注射部位,皮肤就会发红发痒,实在难以忍受。这该如何是好?"我耐心地安慰她:"阿姨,医用酒精确实能有效预防感染。您这是对酒精过敏,可以尝试在酒精消毒后立即用干棉签擦干。这样既减轻了您的过敏症状,又确保了消毒效果。"我继续说道:"如果您有任何疑问或困难,随时都可以咨询我。您可以通过微信与我联系,我会尽快为您解答。"

叮咚!手机提示音响起,我拿起一看,原来是顾阿姨发来的求助信息。顾阿姨的儿子对可乐情有独钟,这让顾阿姨十分忧愁,她担心儿子每天饮用可乐会导致糖尿病。在电话那头,我听到了顾阿姨焦急的询问。我深知顾阿姨的担忧,于是耐心地解释道:"阿姨,可乐作为一种高糖、高热量的饮品,确实会增加患糖尿病的风险,但并不是绝对的。指尖测的血糖不作为糖尿病诊断的依据,我们需要测静脉血糖,可以做个糖耐量试验。"我的话让焦虑的顾阿姨心安了很多,并表示下次他儿子来的时候让他去测一下血糖。

糖尿病护理门诊工作是一项充满挑战且至关重要的任务。它不仅关乎患者的身体健康,还涉及他们的生活质量。我们深知这一点,并致力于通过解决这些看似微小但又至关重要的细节问题,来提升患者的治疗效果和满意度。在护理工作中,我们注重每一个细节,从饮食调整到药物治疗,从日常锻炼到心理支持,这些看似微小的方面,实际上都对患者的康复过程有着深远的影响。正是基于这样的认识,我们始终保持对细节的极致追求,不断努力提升自己的专业素养。然而,有些人可能会认为我们的关注点过于细致,甚至有些"小题大做"。对于这样的看法,我们并不感到困扰。相反,我们为自己能够如此关注细节而感到自豪。正是这种严谨的态度和对细节的关注,使我们能够为患者提供更加优质、个性化的护理服务。

(顾迎春)

指尖的温度

一个安静的午后,我像平常一样坐在办公桌前,翻看电脑系统里的老年体检报告。这项工作虽然烦琐、冗长,但从中我能发现部分结果异常和隐匿的糖尿病患者,从而能主动地为他们提供糖尿病护理干预。

鼠标敲击的声音在房间中回荡,一份份体检报告不断映入眼帘,这时其中一份报告引起了我的注意,这是我随访中的一位糖尿病患者张阿姨,她血糖控制不理想的情况已在我预料中,但我没想到她的血肌酐竟高达 215.9 μmol/L,尿素氮 18.0 mmol/L。

关于这位患者张阿姨,事情还得从 3 周前说起,那天我像往常一样给她打电话进行随访,约她测血糖。以往她都会拒绝我,说血糖正常,也没时间来,每当我想和她进一步交流,她都会显得不耐烦,以至于每次我都无法对她进行有效指导。这次电话随访的时候她不在家,是她老伴接的电话,在和他的交谈中,我了解到张阿姨的另一面。张阿姨现在非常痴迷于保健品,她口中的没时间来,实际上是忙于听保健品讲座。自从吃了保健品以后,她就自行把药都停了,她老伴和子女都不赞成,每次子女回到家里看见成堆的保健品,劝也劝过,也不知道吵了多少回了,但张阿姨依旧我行我素。叔叔希望我能劝劝阿姨,同时也让我为他保密,不要说是他告的状,我让他放心,并询问阿姨到家的时间。

　　终于等到了约定的时间,我赶紧给张阿姨打去电话,电话中我说:"张阿姨你好! 我是梅园医务室的小顾,又到一个季度免费测血糖的时间,"这回我不等张阿姨拒绝我就直接接着说,"明天正好我去你家附近出诊,随访你一年多,彼此都没见过面,正好这次可以相互认识下,顺便给你测下血糖可以吗?"张阿姨非常不好意思地说:"不用麻烦你特地来,我血糖挺好的。"在我再三劝说下,最终张阿姨同意了。

　　第二天,我踏着清晨第一缕阳光,敲开了张阿姨家的大门,她热情地把我请进门。一套熟练的采血糖操作后,我紧紧盯着屏幕,随着倒计时结束,"12.5 mmol/L"赫然映入眼帘,我问道:"阿姨,你的空腹血糖是 12.5 mmol/L,对照你的年龄,你的空腹血糖控制在 7 mmol/L、餐后 2 小时血糖控制在 10 mmol/L 以下是比较理想的,这个血糖值有点高,能和我说说你平时都吃些什么吗?"张阿姨把她的饮食习惯向我娓娓道来,在她的叙述中我指出了一些误区,当提及保健品时,她的嘴角不自觉地上扬,她说:"都说'是药三分毒''药补不如食补',身边的病友都说二甲双胍不能多吃,会影响肾脏,所以我把药都停了,改成了保健品,和我一起买保健品的小姐妹吃后都觉得保健品挺好,你说我血糖高,可我也没有什么不适的症状。"又是一位被保健品洗脑的患者,我感到深深的无奈,但还是尽可能用平和、耐心的语气跟她解释:"二甲双胍影响肾脏这种说法不正确,当我们的血糖或血压控制不佳时会影响肾脏,从而导致二甲双胍等经肾脏代谢的药物无法使用。而且从医学角度讲,保健品不能替代药物。"听完我的话,张阿姨支支吾吾了半天,最后喃喃道:"可我刚买了 3 万多元的保健品……"此话一出,我终于理解了她家人的困扰,也看出了张阿姨的为难,正好下周轮到她这个小区有免费的老年体检活动,我便建议她先报名参加,通过体检对自身健康有了全面了解后再说,阿姨欣然同意。

3周后当我看到张阿姨这份异常的体检报告时,我立即给她打去电话,向她告知体检结果,并建议她尽快去上级医院就诊。也许是听出我话语中的急迫感和严重性,隔天张阿姨夫妻俩就来站点找我。一来叔叔就给我一张小纸片,当我一脸茫然地看向他时,叔叔解释道:"这上面是老伴买的5种保健品的名称,这还不是全部,她每年花在保健品上的钱大概有10万多。"听到这话我非常震惊,这时阿姨说:"你昨天给我打电话后,我是一整晚都没睡。我平时对身体挺当心的,他们说什么产品好,我就买什么,但真没想到我的病竟严重到这个地步。"说着说着,她的眼眶已泛红,我轻轻拉起阿姨的双手,让她感受我指尖传递的温暖。

在指尖相触的瞬间,张阿姨可能感受到了我的善意和关心,向我讲起了她自己的故事。张阿姨小时候家境不好,作为家里老大,为减轻父母的负担,她小学没毕业,在16岁时便早早参加了工作。结婚后,老伴因工作原因常年在外,她既要照顾一双儿女,还要伺候公婆,全家的重担都落在她一个人肩上。后来儿女都成了家,夫妻俩也都退休了,眼看日子一天天好起来,没想到老伴在几年前查出肝癌,虽然术后病情还算稳定,但她心里总觉得不踏实。其实她肾功能指标很久前也查过,有点偏高,她总觉得是吃太多药才引发肾脏问题。两年前在机缘巧合下,一个小姐妹带她去听了几次保健品讲座,突然像是给她打开了新世界的大门,原来保健品有这么多功效,加上之前对药物就有所顾虑,渐渐地她用保健品替代了所有的药物治疗。她的初衷是希望身体健康,能更好地照顾家庭,没想到如今却事与愿违。

听了阿姨的叙述，我问她是否定期体检，其实只要通过基础体检，这个问题会很容易被发现，但没想到她的回答竟然是体检要花钱，而且她觉得自己身体挺好，所以很久没做体检。一年几百块钱的体检费和花 10 万元买保健品，这个费用相差悬殊，相信放在大家面前都知道如何去抉择。面对如此矛盾的阿姨，其实从她的生平中也能窥探一二。同时我也向阿姨解释了为什么肾脏会出现问题，一方面可能是保健品中添加的某些成分，对她的肾脏造成损伤；另一方面是长期高糖状态破坏她的肾脏。我给她打比方，就比如腌咸鸭蛋，把鸭蛋浸泡在盐水中，过段时间鸭蛋就会发生质的改变，鸭蛋变咸，蛋黄流油。其实高糖状态也是类似的道理，只是变成我们身体的五脏六腑等浸泡在"糖水"中，长此以往身体就会出问题。亡羊补牢，为时未晚，现在医学技术很先进，我们总会找到解决方法。

鉴于张阿姨病情比较严重，我帮她联系了一位上级医院的内分泌科专家，杨主任了解到张阿姨的病情后，优先帮她安排住院，给她做了系统全面的检查，请肾内科会诊，调整治疗方案。经过一段时间的治疗后张阿姨出院了，出院后没多久，张阿姨又找到我，这次她激动地握住我的手说："这次多亏了你，医生说我肾脏有个指标再低点就可能成尿毒症了，还好看得及时，真是太感谢你了。"我告诉她这是我作为一名糖尿病护理教育者应该做的事。她还说把买的保健品都扔了，现在和子女的关系慢慢缓和了，也答应我以后再也不买保健品了。

在后来的随访中，阿姨配合得非常好，依从性很高，家人对她也很关心和支持。现在她的血糖和血压指标趋于稳定，肾脏各项指标也得到了有效控制。

作为一名护理工作者,我们不仅要有扎实的理论基础和护理临床实践能力,还要学会如何去倾听,让患者对我们敞开心扉,只有了解他们内心的真实想法,才能更好地去帮助他们。有人说:用自己的左手温暖自己的右手是一种自怜,而用自己的双手去温暖别人的双手,却是一种奉献。

(顾秋英)

想要喝水的自由

　　每周二上午是我们糖尿病教育门诊固定的开放时间。今天天气格外阴沉,春寒中伴着丝丝细雨。我心想今天天气湿冷,患者可能要晚来了。没想到,八点开诊的时候准时来了一对老夫妻。进门后老先生说是陪老伴来看糖尿病,语气里流露出对老伴的关心。原来患者王阿姨近年来血糖出现轻微异常,她之前在饮食和运动干预下血糖一直控制得还不错,最近突然出现了空腹血糖高于9.0 mmol/L 的情况,于是就找医生开了口服降糖药。开药时王阿姨询问医生服药后多久血糖可以降下来,医生说一周,可是现在两周的药快服用完了,血糖仍然没有控制好。王阿姨不解地说道:"我今天来就是想看看饮食上应该怎么吃? 是不是自己的饮食方法不对呢?"

　　于是我们就从糖尿病饮食教育环节展开,因糖尿病各项治疗遵循个体化原则,在饮食教育的过程中我们也同样遵循个体化这一原则。在评估患者的饮食情况时,为了尽量减少对患者生活方式的改变,在评估中我会询问患者的饮食习惯,在基本的饮食控制方面我发现王阿姨都做得特别好,在主食摄入量、荤素搭配、少油少盐方面都控制得很好。我简单讲了一下饮食搭配的框架,王阿姨都表示她懂了。但看她似乎又很着急,在我讲主食怎么吃的时候就问我苹果能不能吃。我说:"阿姨,先别着急,我先介绍完主食,水果怎么吃我等下会讲到的。"当我讲完主食再接着讲蔬菜的时候,王阿姨又问:"苹果能不能吃?"虽然我不明白王阿姨为什么着急想知道苹果能不能吃,但我看阿姨的关注点在水果上,索性就直接把水果单列出来讲,告诉王阿姨糖尿病患者是可以吃水果的,但是吃水果有个前提:需要同时满足空腹血糖<7.0 mmol/L,餐后2 h血糖<10.0 mmol/L。满足这两个条件就可以在两餐之间吃150 g左右的水果,如果血糖暂时较高,可以选择黄瓜或西红柿作为替代。王阿姨听完后说:"谢谢你呀,谢谢你告诉我这些知识,我那天就是吃了苹果才导致餐后血糖达到15.2 mmol/L的。"

还没等我细问具体情况,王阿姨又急切地问:"水怎么喝?能喝多少?晚上能不能喝?我看电视上"健康大讲堂"栏目的专家说睡前喝杯水,夜间起来上厕所后也可以喝少量的水,我就按他说的那样睡前吃药喝杯水,夜间起来上厕所后也喝两口水,这样我感觉嘴巴不干燥。"我说:"王阿姨,患糖尿病的人在饮水方面一般没有特殊限制,每天可以喝到2 000 ml左右,但如果血糖控制不好的话,可能就会出现口干症状,饮水量也会随之增加。"王阿姨听完我这么说,立即转头对老伴说:"你看,护士都说可以喝水,你却不让我喝。"老先生不以为然地说:"我觉得不用喝那么多。"王阿姨气不过地说:"人家健康讲座专家都说可以喝水,你就是不让我喝。"

眼看这夫妻俩要吵起来了,我笑着对老两口说:"不急,我们慢慢说,我先问问老先生为啥不让王阿姨喝水?"老先生说:"我每天就不怎么喝水,我睡前也不喝水,我就觉得很好,口腔很湿润,晚上我也不起来喝水,她就总信电视上说的。"我笑着说道:"老先生,不同的人对喝水的需求是有差别的,王阿姨有糖尿病但您没有,这也会使你们的喝水需求不一样,本来人体的代谢平衡就需要水,每天喝一定量的水还可以促进新陈代谢。"这时王阿姨又说:"不让喝水也就算了,还每天让我吃水果,我说我胃不好不能吃冷的,他就让我煮熟了吃。反正什么事都要他说了算,他认为对的,就要求我按他说的做。"我再次询问老先生,为何要让王阿姨每天吃水果,老先生嗫嚅着说:"吃水果对身体好,听说得糖尿病的人可以吃升糖指数低的水果。"于是,我们再次把吃水果的前提和王阿姨目前的血糖值(15.2 mmol/L)一并呈现给老先生看。老先生尴尬地笑了笑,说道:"我也是讲道理的,以后按医生和护士说的来做,不限制她喝水,吃水果也按要求来。"这时王阿姨笑了,我们也笑了,诊疗结束夫妻俩再三表示感谢后离开了诊室。

糖尿病是一种常见的慢性疾病,它会对人体的多个系统产生不良影响。因为糖尿病患者的胰岛素分泌不足或者胰岛素利用障碍,导致血糖水平过高。如果不对此进行有效控制,糖尿病会引起多个并发症,如心血管疾病、肾脏疾病、失明、神经系统疾病等。对糖尿病患者而言,保持健康的生活方式是非常重要的。糖尿病患者需要管理自己的饮食,遵循医生给出的饮食计划,合理选择食物并控制膳食摄入量。同时,加强体育锻炼对于糖尿病患者也是非常有益的。

在我所在的糖尿病教育门诊,我们指导糖尿病患者学会管理自己的生活方式,并为他们提供必要的信息和咨询。在门诊中,我遇到了许多的糖尿病患者,每一个患者背后都有许许多多的故事。在门诊的每一次健康教育中,我们都尽力通过叙事护理的技巧,用尊重、谦卑的态度去探索他们的故事,为糖尿病患者提供最好的服务和全面的支持。

像今天的王阿姨,通过叙事护理的方式,我们关注到了这对夫妻在认知上存在的差异，正是抓住了他们的差异点，才自然地拉开了叙事进程，展现出这对夫妻的相处模式，进而挖掘出他们产生分歧的原因。只有解决了冲突的根源，才能从根本上解决问题。整个过程看似是在给王阿姨看病，实则干预的是她的老伴，老伴在她生活中影响较大。老先生认为自己不需要喝水，就理所当然地认定王阿姨也不需要喝水。在与他们的交流中，我们还为王阿姨提供了一些饮食建议，以帮助她更好地管理自己的糖尿病。我们希望她能遵循医生给出的饮食计划，并加强体育锻炼，以保持良好的身体状况。除了饮食方面的建议外，我们还向王阿姨和她的丈夫提供了其他相关信息和资源。例如：如何使用胰岛素和口服药物的注意事项，以及如何使用糖尿病监测仪器和测试仪器的信息。我们还提供了一些社交支持网站和社区组织的信息，以帮助他们更好地应对糖尿病的挑战。

通过这个小故事的分享，我们能够认识到，糖尿病的管理需要多方面的支持和协调。作为健康教育者，我们应该帮助患者了解自己的疾病状况和治疗方案，帮助他们保持健康的生活方式，并为他们提供必要的支持。只有通过全方位的支持和合作，我们才能真正实现对糖尿病的有效管理和治疗。

做一名会倾听患者故事的护士，做一名能向患者讲故事的护士，我们可以做得更好！

（曹　环）

老伴儿管我了

　　鹅黄色的灯光照亮厨房里忙碌的身影，从玻璃门缝隙飘出阵阵诱人的香味。郭老伯怔怔地坐在沙发上，老婆子又在烧红烧肉了，三层肥的夹心肉烧得软软糯糯，咸香中带着丝丝冰糖的甜味，那味道……郭老伯决定等下要多吃几块。但他转念一想：那我的血糖怎么办？明知道我有糖尿病还老是烧甜的、腻的、油的菜。郭老伯有点埋怨，坐着又闻了闻菜香味，心里又想：哎，老婆子还记我的仇呢。罢了，随她吧，等下多打点胰岛素。

　　打胰岛素时郭老伯感觉自己多打了2个单位，是2个单位吧？应该没错，虽然眼神不好，但是多年打胰岛素的经验告诉他确实是多转了2个单位。晚上睡觉的时候，郭老伯被一阵心慌惊醒，手心全是汗，他根据经验判断这是低血糖发作了，硬撑着起来摸了两块饼干吃下，躺了一会儿才渐渐平稳下来。他看着旁边打着小鼾、睡得四平八稳的老婆子，无奈地闭眼继续睡。

　　郭老伯出现在我的糖尿病护理门诊时，他萎靡的神态让我微微吃惊。他也算是我的老病人了，从开始的满不在乎、在自检小屋内测出血糖值过高而被护士带到我的门诊、半强迫地听了我半小时的"唠叨"，到现在定期来我这儿就诊，汇报血糖情况、询问疑惑之处、接受健康宣教。

　　郭老伯在二十年前确诊糖尿病时是懵懂的，糖尿病是个什么病？不了解！家族里也没有人得这个病啊。后来经过小区邻居和朋友的"科普"，才知道这个是只要吃药就可以控制的疾病，不算严重。郭老伯身高 175 cm，体重 90 kg，爱吃甜食、肉食，尤其爱吃甜腻软糯的食物。但他不爱运动，走快一点就觉得喘，觉得还是在家躺着看电视舒适。患糖尿病之后，郭老伯也没有特别在意，他说："医生老是讲得很夸张，听他们的岂不是得饿死、累死，活着还有什么乐趣！"就这样在不知不觉中他的血糖突破了限值，医生严肃地提醒他应该引起重视，给他开了胰岛素并要求他按时注射。或许是家里没有人督促的缘故，郭老伯只是按时打了胰岛素，其他的像胰岛素注射的注意事项、饮食及运动的方法等方面他都没有太多关注，以致他血糖水平忽高忽低，好几次出现了低血糖。

自从来我的糖尿病护理门诊，郭老伯的进步还是很明显的。他学会了注射胰岛素需要轮换注射部位，掌握了低血糖的处理方法，同时他的饮食和运动方式也在慢慢改变。让我有些欣喜又有些无奈的是郭老伯从之前打胰岛素舍不得换针头，弯曲了拿砂皮纸磨平再用，到现在三天更换一次针头，就再也不肯改进了。郭老伯常让我体会到糖尿病教育的必要性及糖尿病宣教之路任重道远。

这次郭老伯来我门诊，我轻声问候并引导他倾诉。低血糖的原因有迹可循，应该是郭老伯的老花眼耽误了事儿。郭老伯的儿子已经结婚，并未与他们同住。那为什么郭老伯没让他老伴帮着看一下呢？发生低血糖的时候怎么没让老伴帮忙呢？郭老伯并未诉说与老伴的矛盾，我却在他数次的叹气中嗅出一丝不妥。"郭老伯，我们楼下的健康驿站有很多免费的居民健康检测项目，下次您带阿姨一起来呀，等在驿站检查完再到我门诊来，正好我给阿姨也看看她的血糖和血压指标是否正常。"郭老伯连忙答应:"好。"

春日的阳光暖和又明媚,郭老伯和杨阿姨如约而至。我招呼他们坐下后说道:"杨阿姨,来,我先看一下您的检测结果,郭老伯可是特意嘱咐我的。"杨阿姨递给我检测报告,说道:"谢谢你啊,你们社区医院现在真的好啊,这么多项目都免费让我们做。你真是热心肠,我家这老头子嘛,哼。"杨阿姨撇了下嘴,微抬了点头,透出点小傲娇来。我笑着说道:"郭老伯很关心您的,他大概不太会表达。"也许是温暖的春光、融洽的气氛及我那略带鼓励的微笑,让杨阿姨有了倾诉的念头。

杨阿姨嫁给郭老伯的时候,郭老伯还是穷小子一个,杨阿姨并没有嫌弃,她看中的是人,是郭老伯敦厚老实的品质。可就是这个敦厚老实的人,在她产后贫血、轻度抑郁的时候,嫌弃她生个孩子都会得病,不但不安慰,还整天臭着一张脸。在辗转难眠的夜晚里,杨阿姨曾想过:以后你生病我也不会关心你。从此,杨阿姨心里有了心结,堵上了一口气,有事都靠自己解决。因而郭老伯得糖尿病的事她也没有多关注,她认为这反正也不是要命的事。

看着一脸焦急的郭老伯,我拍拍杨阿姨的手,说道:"阿姨,这中间是不是有误会?郭老伯不是这样的人。不信,您问他。"杨阿姨马上回答道:"这还用问吗?他脸上摆着呢。""我哪里是嫌弃你,我是后悔,又怕你骂我。你比我小了八岁,不想那么早生。是我,硬是让你早点生,结果害你身体没有恢复好,要是晚几年生说不定你就不会有事了。我,我,我……"郭老伯讷讷地说着,想要解释清楚但是又不知道该怎么表达。杨阿姨有点恍惚,说道:"竟然是愧疚得不敢见我。死老头子,话也不多说一句。"我见状立马开导阿姨:"阿姨,您看,郭老伯是心疼您的,他因为愧疚不敢多跟您说话,没把事情说清楚，让您生闷气了。""我哪里知道……"杨阿姨带着顿悟的表情缓缓地说。而后她又瞪了郭老伯一眼。春风拂过，吹来一阵花香。

"阿姨，您知道郭老伯上周低血糖发作的事吗？这个事儿您可得好好教育郭老伯，低血糖如果情况严重又不及时处理的话可是有生命危险的。""啊！还有这事？"杨阿姨惊呼，焦急地询问郭老伯的具体情况，而后又责怪他没有叫醒自己。我见时机正合适，就对杨阿姨进行健康宣教，重点介绍了低血糖的原因、症状及对策。她听得很认真，遇到不明白的地方也会提出自己的疑问。宣教结束后我帮郭老伯预约了下次的门诊就诊时间，看着老夫妻俩搀扶着渐渐远去的背影，十分温馨美好。

一周后，郭老伯和杨阿姨款款而来，跟我"汇报"这一周的血糖情况，整体上控制得还不错。这次我重点讲解了胰岛素注射的相关知识，特别强调了一下更换胰岛素针头的必要性。杨阿姨点头表示赞同，说道："对，对，老头子，这针头还是要换的，该花的钱还是要花的。"郭老伯还是有点不以为然，回答道："我这已经三天换一次了，又不脏，多花那个钱干什么。"杨阿姨听完他这话就急了，说："这怎么能行？早上用来吃饭的筷子不洗，吃中饭、晚饭时再用，第二天和第三天吃饭还接着用这双没洗的筷子，你觉得脏不脏？要是你觉得不脏，那以后我也三天洗一次给你用啊。"举的这个例子太形象了，一旁的我朝着杨阿姨竖起了大拇指。郭老伯看样子也被杨阿姨说服了，在杨阿姨盯视的目光中连连表示坚决改正。

三天后，我在全科门诊碰到了郭老伯，我问他："郭老伯，来配药吗？"他回答道："哎，小张，我来开点胰岛素针头。每次都要换，针头不经用了。"我笑着说:"注射胰岛素每次都要更换针头的,还是阿姨的话管用呀。""老婆子在旁边盯着呢,不换不行啊。"他一边抱怨一边乐呵呵地去药房拿针头了。

无奈却严格执行,从郭老伯身上我看到了社会支持系统特别是家人对糖尿病患者自我管理的重要性。我们不仅要关注患者本身,还需要去调动家庭的支持,去了解患者行为背后的原因,不仅要成为教育者、管理者,更要成为倾听者和关爱者。当他们能科学管理自己的时候,何尝不是对我们工作最好的反馈呢?

(张佩文)

我和"没条件"老伯的忘年交

能省则省的"没条件"老伯

我今天要讲的这个老伯,他身形干瘦,戴着一副镜片很厚的眼镜。第一次遇见他,是在全科诊室。老伯拿着胰岛素注射笔,却把胰岛素处方退回到医生的手里,要求医生换成降血糖的口服药。医生耐心地跟他解释,但是老伯情绪激动,神情苦恼,他告诉围观的患者,虽然自己已经注射胰岛素一年多了,但血糖还是控制不好,肚子打得很痛,前几天还差点发生低血糖晕倒了。我本能意识到,这老伯没有做好胰岛素规范化注射,也没有做好日常血糖监测。

我把老伯带到治疗室,检查他的腹部注射部位,因过于消瘦以至于脂肪层很薄,肚脐边缘左右两侧各有一处微微隆起的皮下硬结。我问老伯平时多久会更换注射针头,他说针头打到肉里感觉痛了才换,每天打两次,一个针头大概用半个月。我听后大吃一惊,告诉他针头可以医保结算的,自费部分很少,每次注射应该更换一个新针头。老伯听后连连摆手,表示每次换针头太浪费了,经济上"没条件"。通过和老伯交谈,我知道他姓陈,今年 70 岁,从外地退休后回上海养老,住的小区离我们社区医院有一定距离,在高楼层且没有电梯。患糖尿病八年了，血糖控制一直不理想，一年半前出现了糖尿病并发症，持续蛋白尿，尿素氮、肌酐水平升高，为了防止加重肾功能损害，上级医院专科医生将治疗方案从口服降糖药物改为胰岛素注射治疗。他每个月来我们全科门诊配药一次，开具胰岛素注射药液和注射针头，老伯经常会要求医生只开具药液处方，不开具注射针处方，理由是退休金很低，糖尿病是慢性病，需要长期治疗，经济上没条件，能省就省一点。他反复强调一个针头可以使用很长时间，不需要换得那么勤快，否则太浪费了。当我询问他的日常饮食情况时，老伯说自己爱吃葱油拌面、菜汤面。我问他："鱼、肉、蛋每天都有吃吗？"老伯表示年纪大了，荤腥要少吃点，他每说一句话，都会唉声叹气完再加一句"没条件"。我让他留下家庭住址和联系电话，打算做一次家庭访视，深入了解陈老伯的居家环境、日常饮食、药物治疗、血糖监测等方面的情况。

老伯变成了"求表扬"老小孩

一周后我带着护理小伙伴来到陈老伯家中。房间不大，杂物很多，老伯的老伴在半年前患了脑梗死，留下了较严重的后遗症，右侧肢体偏瘫、大小便经常失禁，且日常饮食起居也需要照顾。从他们的言谈举止中，我能明显感觉到两位老人感情很好。陈老伯告诉我，因为忙于照顾妻子，自己的吃饭时间经常被打乱，前几天注射胰岛素后没有马上进食，在家中发生了低血糖晕厥，幸好有好心邻居及时救助才让他幸免于难。

陈老伯打开了我们送他的自制胰岛素笔宣教手册，手册上图文并茂，字体很大，便于老人阅读理解。宣教内容主要有：①开封后还在使用中的胰岛素笔可以放置在常温中,室温大于 28 ℃时应放入冰箱里,从冰箱里取出的胰岛素笔在注射前先在室温里回温;②注射部位要消毒、胰岛素笔调节剂量要准确;③预混胰岛素注射前要摇匀药液,常规胰岛素不需要;④注射部位要经常轮换,避开硬结、皮肤瘢痕及破损处;⑤注射时缓慢推注,注射结束后针头在局部停留 2 秒,拔针后不要用棉签使劲按压注射部位;⑥针头每次抛弃时放置在医疗废物收纳盒里,每次注射前更换新的针头;⑦定期做好居家血糖监测,一般监测空腹血糖、餐后 2 小时血糖;⑧知晓低血糖的常见反应,掌握低血糖急救处理方法。陈老伯和他妻子一边听我们讲解,一边连连点头,表示这些知识以前都半懂或者不懂,也不知道具体向谁请教。

我进一步询问陈老伯夫妇的日常饮食,他们早年在外地工作,当地人以面食为主食,所以也养成了爱吃面条的饮食习惯。陈老伯认为患有糖尿病的人是不能吃甜食和水果的,只要做菜不放糖就是控糖饮食,加之随着年纪增大引起的咀嚼力下降,他们觉得面条制作简单且吃起来方便,因此,面条是他们的日常主食。

陈老伯家里有自备的血糖仪,但是仪器很久没用了,老人觉得血糖试纸贵,不舍得花钱买。我用血糖校正试纸条检测了老伯的血糖仪,确定仪器可以正常使用。我把血糖试纸、注射针头、酒精棉球、医疗废物收纳盒等物品送给陈老伯,他一再推辞,表示不能平白无故接受。我们告诉老伯,这些物品是用护理科研经费购买的,赠送给居家胰岛素注射患者,帮助患者掌握规范化的胰岛素注射方法,以便更好地控制血糖。老伯连连向我们表示感谢。

为了减轻陈老伯的生活压力,帮助他养成胰岛素规范化注射的行为习惯和控制血糖,我们优先安排老伯的妻子入住社区康复病房,通过2个月的康复训练和药物治疗,她的肢体障碍和大小便失禁症状有了明显的改善,身体一天比一天好转,两位老人经常会在病房走廊的沙发上并排坐着聊天。我去巡视病房的时候,陈老伯一看到我,就开心地和我打招呼:"护士长,我很听你话的,打针很规范的,针头换得很勤的,血糖也控制好了。"我给他竖个大拇指,他笑得像个老小孩。

半年后,我们再次来到陈老伯家,检查他的腹部注射部位,没有发现新增的皮下硬结,随机血糖指标非常理想。老伯告诉我,他经常会在社区听糖尿病护理讲座,回家后改变饮食种类和烹饪做法,平时每顿饭增加蛋白质摄入量,做到每天吃一个蛋、喝一杯奶,隔天蒸一条河鱼,平时经常吃肉糜蒸蛋、水煮菜,再搭配粗粮,这样吃既不会肚子饿,也不会太快升高血糖。陈老伯一边说,一边打开冰箱给我看他的伙食,又翻出家庭监测血糖的小记录本,我和小伙伴们情不自禁给他竖起大拇指,夸赞他聪明,老伯高兴得像个孩子一样哈哈大笑。

老伯成了社区健康志愿者

从2018年到2023年底,我们和陈老伯认识5年多,他只要到社区医院来配药,就要到护理工作室跟我们汇报饮食、运动情况和血糖值。在特殊的三年时期里,我们和陈老伯见面很少,但会用微信保持联系,他会把记录血糖值的小本子拍照片发给我们看,并且像小孩子一样求表扬。照片里可以看到陈老伯狭小的屋内明显比之前整洁很多,两位老人穿戴整齐,看上去气色很好,陈老伯的血糖和肾功能指标这几年得到有效控制,他每天都要下楼去散步,去健身器械上运动一下,生活非常有规律。

陈老伯去年主动加入了社区组织的健康自管小组,每次小组集中活动时,他都热心地帮组长打下手,为组员监测血糖,并且认真做好健康记录。一旦发现哪位组员血糖控制不好,治疗不遵从医嘱,陈老伯会非常严肃地告知对方,要求他们严格遵守饮食、运动、药物管理计划,日常做好血糖监测。在社区里,当遇到自暴自弃且负能量满满的糖尿病新发患者时,陈老伯经常会说:"得了糖尿病,既不要怨也不能不当回事。"他会不厌其烦去说服别人,并把自己的经验传授给那些患者,鼓励他们养成良好的生活习惯和遵医行为。

去年我带领护理团队成员在宜川社区开设糖尿病护理科普系列讲座。陈老伯知道后,在每次活动前帮我们一起布置会场、搬运物资、现场发放宣传资料。记得有一次科普宣传活动结束,一位阿婆向我咨询,她的丈夫80岁,糖尿病确诊3年了,每个月到我们社区配药,随后在家里正常服药,之前是去我们中心抽血做血糖监测,但血糖控制得不是很稳定。阿婆问我:"是否需要购买血糖仪放在家里?"我明确表示需要购买,我语重心长地告诉她做好居家血糖监测很有必要,可以帮助他们调整家里的饮食结构,控制好每顿饭的总热量。

可是阿婆好像听不进我的话,她开始喋喋不休地以经济不好"没条件"为由跟我抱怨,这时坐在一边的陈老伯立刻站起来,耐心地和阿婆聊天。他说国家很关心老年人,养老金每年都会增加,居家养老的65岁以上的老年人还能享受长护险医保政策,大大减轻了家庭经济负担,正确的护理方法、选择合适的医疗护理用品可以延缓并发症的发生,延长老人生命。在陈老伯说完这一番动情的话语后,旁边的阿婆连连点头,我在一边连连给陈老伯竖起了大拇指。

"健康社区"护理人责无旁贷

上海的老城区有很多像陈老伯这样的"没条件"老人,他们因为很多原因,家境并不宽裕,退休后既没有丰厚的养老金,也没有充足的储蓄金,更是养成了一辈子勤俭节约的生活习惯;他们在养生保健上有许多误区,更不知晓如何有效利用社区卫生服务资源。我们社区护理人就像提灯女神,为老年居民点亮守护健康的希望之光,为老年患者照亮带病延年的前进方向。

时代在进步,社会在发展,社区护理人的使命与担当被重新诠释,健康中国、健康社区、健康老人,让更多慢性病人群在社区享受到更高效、便捷、温馨、高质量的"家门口"医疗卫生服务,护理人责无旁贷!

（陆　梅）

七年，化茧成蝶

2023 年 7 月 5 日，今天是我们糖尿病护理门诊 7 年来第三次搬新家，团队小伙伴们既高兴又感慨：7 年了，我们和"糖友"们在护理门诊相识、相知，我们并肩对抗疾病的未知与无常，互相支持，最终成就了彼此。我静静地翻开团队的照片书《我们的故事》，一幕幕温馨的场景，一个个暖心的故事，把回忆拉回到了 7 年前……

2016 年 3 月 22 日，是特别的一天。尽管已经进入三月了，但温暖的春天并没有如期而至，只是不知道为什么，今年的温暖总是表现出一点信心不足，阳光的日子才到来一两天，接着就来了一股寒流。即使如此，我也相信，我们简单的理想总能温暖时光、点缀希望。

今天，我作为上海市首批社区糖尿病管理护士，在车墩镇社区卫生服务中心开设了松江区首家糖尿病护理门诊。我怀着忐忑的心情，盼望着第一位患者的到来，同时也担心我的糖尿病专科知识是否能全方位地帮助患者。一缕缕阳光，透过窗户照进来，办公桌、档案柜、饮食宝塔、糖尿病教育工具、身高体重秤等，透着几许温馨，几棵绿植增添了室内的温暖，也缓解了我的紧张。

墙上的挂钟指针在有规律地转动，8:32 的时候，一位穿着紫红色衣服的阿姨来到糖尿病护理门诊，她就是何阿姨。她说她的糖尿病病史已有 9 年了，口服降血糖药多年，可是血糖控制一直不理想，现在出现视力下降、蛋白尿等症状，医生说已经累及视网膜和肾脏，再不控制并发症就会病情逐渐严重，建议调整治疗方案，改用胰岛素治疗。可是她却固执地认为胰岛素一旦使用会和吗啡一样"上瘾"，她觉得胰岛素是糖尿病最严重的时候才能用的，她还没到这个阶段，无论如何相劝，她都拒不接受胰岛素治疗。医生向她介绍今天我们医院正好刚开了糖尿病护理门诊，因而把何阿姨介绍到护理门诊。

"这可是我们开护理门诊的初衷，就是要改变糖尿病患者的认知误区，带给糖尿病患者和居民们健康的生活方式，我们不能眼睁睁地看着何阿姨的病情进一步恶化，总得为她做些什么。"我和护理门诊的小伙伴商量着对策。我们决定循序渐进，从何阿姨身边人、身边事着手，当天和阿姨聊了聊糖尿病的饮食和运动、使用胰岛素的优势；约阿姨下周二和她的大女儿一起来门诊，为她们科普糖尿病并发症的危害，并请使用胰岛素注射后血糖稳定的李叔叔做经验分享，讲述他使用胰岛素时的顾虑、现在的体会，可阿姨还是不能接受。

第三次来护理门诊时何阿姨有点焦虑，她说她饮食、运动都按照我们说的做了，药也是按时在吃，但最近空腹血糖还是在 $8\sim9$ mmol/L，视力下降更明显。我们听着阿姨的诉说，分析了她吃药效果不佳的原因，认为她必须补充胰岛素，因而又耐心地问阿姨："您在使用胰岛素方面还存在哪些顾虑呢？"她有点不好意思地说："每天打针两次太麻烦了，为了节约电，我家的冰箱只有 $7\sim9$ 月份才会使用。"我试探性地问她："那假如有每天只需要打一次的胰岛素针，在晚上睡觉前打就可以了，您愿意尝试吗？对于开启后的胰岛素，只要放在 25°C 的室温下就可以了。"阿姨不可置信地说：

"真有这样的针？我要不试试看，也没有其他办法了。"

2个月后，何阿姨的血糖控制稳定，她大女儿说她本来性格就很乐观，又很开朗和热情，因而何阿姨在我们门诊"糖友"中逐渐有了一定的威信。后来我们邀请她加入糖尿病自我管理小组并担任组长，带动"糖友"们积极参加各种活动，和"糖友"共同创作并表演胰岛素规范注射情景剧。在那年的糖尿病科普日活动中，阿姨荣获了"抗糖标兵"称号，分享了她使用胰岛素的心路历程，同时表态"我会坚持来门诊，和你们一起好好管理血糖。"

认识何阿姨的第三年，我们发现何阿姨已经许久没来护理门诊了，我们还在纳闷着是不是发生了什么事？经电话联系后，何阿姨来门诊了，曾经神采奕奕的何阿姨变得非常憔悴，情绪也很低落，她说："我一直打胰岛素，平时也很注意饮食，可是血糖控制还是不理想，那就顺其自然，听天由命吧。"在我细问之下我才得知阿姨的小女儿得了纵隔淋巴瘤，阿姨既要照顾女儿还要照顾老伴，感觉世事无常，压力很大。我们一边耐心倾听，一边给予她心理安慰。之后的一段时间，我有时会给她打电话聊家常，我们的心慢慢地靠得更近。阿姨有其他事来医院时，也会来护理门诊看看我们，聊上几句，说起小女儿，她很开心地说女儿最近病情稳定，心态也很好，我们也一起为她女儿祈祷。

认识何阿姨的第五年，阿姨的小女儿还是不幸离世，阿姨伤心过度，流泪过多，眼睛出现了视物模糊，我们精心调整了治疗方案，细心呵护阿姨，陪伴阿姨度过了最难的日子。阿姨的大女儿不放心年长的父母，也搬回父母家中一起居住，慢慢地，她也逐渐走出了丧女的阴影，重新找回了生活的希望。

认识何阿姨的第七年，在这期间，为了治好阿姨的眼睛，我们尝试了多种治疗方案,但还是没能改善视力,她还是和以前一样视物模糊,只能看到人的轮廓。因为视力的原因,何阿姨来护理门诊不太方便,所以我们就主动上门,帮阿姨测血糖、量血压,帮忙配药送上门、陪阿姨聊聊家常。视力不好的阿姨还是很乐观,当回忆起我们一起搞的活动,她笑得是那么甜,相聚的时光是短暂的,当我们告别阿姨时,她总会送到楼栋下面,望着我们离去的方向,很久很久……她脸上是那种恬静的表情。

我默默地合上《我们的故事》,悄悄拭去眼角的泪珠,就如《听我说谢谢你》这首歌所唱的"你在我生命中有太多的感动,你是我的天使,一路指引我"。从7年前开门诊时的忐忑到现在的游刃有余,至今我们规范管理糖尿病患者862人,空腹和餐后2小时血糖、糖化血红蛋白均达标,综合达标率和随访率明显提升,护理门诊俨然成为"糖友"们最信任的港湾。强烈的阳光,透过窗户照进来,仿佛诉说着什么……七年的相伴、七年的缘分,幸福在我们护理门诊大家庭中传递。

我们和"糖友"们彼此温暖、彼此滋养。医学与人文结伴而生,相伴而行。7年,化茧成蝶,我立足社区,坚守糖尿病管理护士的职责,用我的专业特长传承南丁格尔的使命;"糖友"们用他们的故事滋养我不断成长,从他们的身上我学习到了坚强和勇敢。在这一刻,我体会到作为一名社区护士真正的价值。

(褚丽萍)

感激的高音符

盛夏,蝉声连绵,叫得让人心生烦躁,但张伯伯总是平静地半坐在床上。

"张伯伯,医生给你开了吸氧,我帮你把吸氧的设备装一下。"我像往日一样执行医生开的吸氧医嘱。

"好的,麻烦你了护士。"张伯伯总是对医院里的人客客气气的。

我一边组装湿化瓶,一边提醒张伯伯有关吸氧的注意事项:"吸氧时要注意防火、防震、防油、防热,特别注意不能有明火,任何人不能在房间里抽烟……"

这时我注意到张伯伯在挠手臂,夏天蚊虫总是格外多。

"还有点燃式的蚊香也会有安全隐患,我们护士站有电蚊香可以借,你们需要吗?"

张伯伯的女儿马上回应我:"好的好的,我们正想要蚊香呢!谢谢你!"

其实这样的小事有很多,如果去仔细观察,就会发现患者和家属有很多没有说出口的需求。

一个月前,张伯伯就开始胃肠不适了,常常犯恶心,饭也吃不下,每天只能吃一点流食。同时,因为年事已高,再加上张伯伯还有各种基础疾病,所以张伯伯的女儿一个人负担起了他每天的饮食起居。

在病房里,我常常与患者交流,尽力倾听他们的心声。有些患者会分享他们的痛苦和困扰,有些则会谈论家庭和生活。我总是努力放下专业身份,将自己看作是他们的一个朋友,一个倾听者。这样的互动不仅帮助我更好地了解患者的需求,也让他们感受到了关心和温暖。

在与张伯伯的一次交谈中,我了解到他在市区的很多医院住过院,虽然身体情况在慢慢改善,但是更换到陌生的环境让他和家人非常疲惫。"之前在大医院里医生和护士都很忙,我也不想麻烦他们。但是我到社区医院的第一天,我就感觉到这里的氛围和那里不一样,所有人都对我非常关心,谢谢你们。"张伯伯笑着向我们表达感激之情。患者的每一个微笑、每一句感谢,都是我工作中最珍贵的回报。每一天,我都坚定地相信,通过我的悉心照顾和关怀,可以为患者带来更多的温暖和希望。

除了和患者交流,我还常常和患者的家人沟通。家人是患者的坚强后盾,他们的支持和理解对患者的康复起着至关重要的作用。在和患者家属的交流中,我不仅会向他们详细地解释治疗方案和护理措施,还会鼓励他们积极参与到患者的康复过程中,共同为患者的健康努力。

在张伯伯住院期间,我也与张伯伯的女儿交流过几次,宣教有关患者饮食、用药、住院安全等方面的注意事项。后来我了解到张伯伯有脑供血不足的病史,最近也有头晕等症状,就叮嘱家属在张伯伯起身下床时一定要在一旁扶住他,同时动作也要做到尽量慢,如果家属不在可以让张伯伯按铃呼叫护士帮忙。

她说:"好的,我一定注意,我一个人照顾他真的没有办法24

小时陪在他身边,到时候真的要麻烦你们了!"

每一次与患者及家属的交流,都是一次心灵的碰撞和感动。在这个过程中,我不仅为他们带去了治疗和护理,更让他们感受到了关怀和温暖。我明白,作为医护人员,我们的职责不仅仅是医治疾病,更是传递爱和关心。

有一天补液结束,在给张伯伯拔完针后,我问他:"您最近身体有没有舒服一点? 还有什么需要我们帮您做的吗?"

老人点了点头,眼神中透露着感激,他开口道:"我感觉身体好多了,我想问一下你们那边有没有纸和笔?"

我有些疑惑,但也没有问缘由:"有的,我给您拿两张 A4 纸和一支笔可以吗?"

"好的,谢谢你啊!"张伯伯笑着与我道谢。

下午,张伯伯的女儿走进护士站。"你好,我是 10 床的家属,很感谢你们医院对我们的精心照顾,我父亲写了一首歌给你们,希望你们喜欢。"说着,她递上一页画了五线谱和写满歌词的 A4 纸,纸张上绘写着高昂的曲调,感激的歌词。

其实张伯伯平时话并不多,但看着眼前写满心意的歌曲,我才知道他内心深处的感受和情感,这五线谱上展现的是他多彩的内心世界,他的感谢让我充满力量。

歌词里写着他对我们医院的感谢和祝福,他说我们给了他很多的关怀和温暖,让他感受到了生活的美好。我感动得几乎流下了眼泪,这首歌曲,让我感受到了自己工作的意义与价值。

住院期间,正好是张伯伯的生日,我们决定为他准备一个惊喜。我们在张伯伯下楼散步时在病房内挂上彩色的气球,贴上生日快乐的标语,在中午的就餐时间让食堂为他准备一碗长寿面。

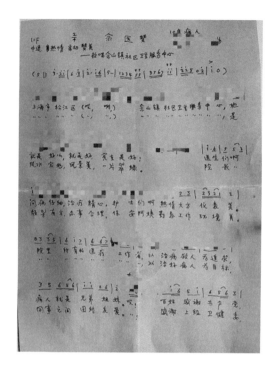

　　张伯伯在他女儿的搀扶下散步归来，看到病房内的特别布置，我们围在他的身边，唱着生日歌，为他送上最真挚的祝福。

　　张伯伯的眼角湿润了，看着我们说："谢谢你们，这是我过得最特别的一个生日。在医院的这段时间里，你们不仅给予我医疗上的照顾，还让我感受到了家的温暖。"

　　"这是我们应该做的，今天是你的生日，我们希望你能在这特别的日子里感受到快乐和希望。"

　　随后，我们端出热腾腾的长寿面，"张伯伯，生日快乐！"我们微笑着说，"我们给您准备了一碗长寿面，希望您能喜欢。"

　　张伯伯幸福地吃着那碗简单的长寿面，一碗素面，上面有一个荷包蛋和几片青菜作为点缀，但是这样简单的一碗面却能承载我们对张伯伯满满的心意。

吃完面，张伯伯说："你们看到我给你们写的歌了吗？还喜欢吗？"

我们激动地说："太喜欢啦！谢谢张伯伯！"

张伯伯开心地说："正好你们都在，我为你们唱一曲吧！"

歌声缓缓，我们拍手为他打节拍，演唱歌曲时的他容光焕发，此刻的他根本不像一个生病的人，他好像站在舞台上，自豪地唱出他的歌曲。

护士在日常工作中，以患者为中心，为患者提供全面的护理。不仅要关注患者的身体健康，还要关注患者的心理和社会需求。护士通过细心的观察，及时发现问题并提供有效的解决方案，帮助患者减轻痛苦，提高生活质量。

在护理过程中，患者也对护士的工作给予了充分的认可和支持，他们的康复是对护理工作最好的肯定，也是护士职业成就感的重要来源。同时，患者的感谢和赞扬也成为护士职业道路上的动力，激励着护士不断提高自身专业水平，为更多的患者提供更好的护理服务。这种互相成就的关系不仅有助于提高医疗服务质量，也让护士和患者在共同的努力中成为更好的自己。

我深知，每个患者都是独一无二的，每个人都有自己的故事和需求。有时候，有些患者更需要我们给予他们更多的关怀和支持；有些患者可能因为家庭原因而情绪低落，我们需要耐心倾听他们的心声；还有些患者可能因为年老体衰而感到孤独，我们需要陪伴他们渡过难关。

临出院时，张伯伯和他的女儿专门来护士站与我们道别。看着他们脸上真诚的笑容,那首歌曲中的音符好像跃进了现实,从一个优美的高音符号开始,生命也开始充满力量。

（陆思婕）

"5·12"的祝福

斑驳的阳光透过树梢丝丝缕缕地照进了诊室。看着那张被压在书桌台板下写满感谢与祝福话语的卡片,我的思绪又被拉回到了与刘阿婆和陈老伯第一次见面时的场景。

记得那天室外温度已高达 37 ℃,黄梅天犹如孩子的脸,"时哭时笑"。一场倾盆大雨过后,大街上已经没什么行人了。我坐在糖尿病专科护理门诊的诊室里望着窗外,这时门口突然传来一位阿婆的声音"哎哟,这天太热了,可算是到护理门诊了! 护士,你能帮我们安装一下血糖监测仪吗?"只见一位"全副武装"的阿婆站在诊室门口,和她一同过来的还有一位老伯,只见他手里大包小包地拿着很多东西,有医保卡、病历单、刚配好的药和一盒动态血糖监测仪。阿婆一边擦着汗,一边从老伯手里"抢"过血糖仪,快步走到我的面前说:"护士,这个血糖仪能在你们这里装吗? 今天刚开的,是给我家老头用的,要麻烦你来帮我们安装下了!"

我赶忙起身招呼着他俩坐下。一番了解后,才知道最近一段时间陈老伯的血糖总是控制不好,忽高忽低,前天还在家出现了低血糖症状,幸亏平时的社区小讲堂里讲到过低血糖的症状和救治,刘阿婆及时给老伯喝糖水,他才转危为安。血糖得不到控制已经严重影响到了他俩的生活,今天来医院就诊时陈老伯听说我们医院不用扎手指,只要把动态血糖监测仪安装在手臂上就能监测血糖,他迫不及待地让刘阿婆陪着一起来糖尿病专科护理门诊咨询。看着刘阿婆对陈老伯如此上心,我忍不住说道:"陈老伯,你有一个这么关心你的老伴,真是你的福气啊。"

此时,刘阿婆露出一丝无奈的表情说:"我们老两口都年纪大了,孩子们也住得远,不在身边,只能我俩相互照顾,还好有你们这些社区医生、护士在,这不,有什么不明白的地方我们第一时间就想到了你们。"

我一边安慰着阿婆,一边转身对陈老伯说道:"糖尿病属于慢性病,需要我们认真对待,我现在先帮你在手机上下载个 APP,稍后就安装血糖监测仪。"刘阿婆立马把手机递给了我,在我一步步耐心细致的指导下,完成了 APP 的下载。

随后我动作熟练地帮陈老伯安装好了动态血糖监测仪。在安装过程中,我询问了陈老伯平时用药、饮食、运动的一些情况,对他的生活习惯有了进一步了解,原来陈老伯已有 20 余年的糖尿病史,之前因为平时在家也不太做血糖监测,每次都是到小区卫生服务站点里才做血糖监测的,测血糖的频率也是差不多每月一次,所以就自认为血糖控制得不错!但是自从感染过新型急性呼吸道传染病之后,他的身体状况就大不如前了,血糖一直控制不好,经常忽高忽低,他非常担心。听到我们中心有这款监测仪,就想来尝试一下。动态血糖监测仪安装好之后需要一小时的初始化时间,在等待的过程中,我给陈老伯制订了一份详细的监测方案。

首先,我邀请陈老伯加入医院糖尿病俱乐部,同时将他拉入"枫蜜微信群",以便他能及时了解糖尿病门诊开展的相关工作、新开设的项目和一些有关于糖尿病的科普信息。其次,我告知他动态血糖监测仪在使用过程中的注意事项。例如,血糖监测仪不会影响个人的休息、运动，也不影响洗澡，甚至对游泳也没有影响。我嘱咐他平时可以多关注血糖的变化，安装后的第一天也需要自己测指尖血糖来校准，以便于更好地使用动态血糖监测仪。陈老伯听得非常认真，时不时拿出小本子记录着。一个小时在不知不觉中过去了，当手机屏幕上出现数值时，我又指导陈老伯怎么去看监测数值，在陈老伯离开时我看见他脸上好像还有一丝担忧，我连忙安慰他说："我们已经加了微信，有问题你可以随时联系我，我们的服务宗旨就是要给患者提供最便捷、最优惠、最有效的医疗护理服务，有我们在，您放心哈！"陈老伯听完后连忙说："好的好的，你们的公众号我一直在关注的。小赵，有了你们专业的指导，我们老百姓就更放心了。"随着爽朗的笑声传来，陈老伯一直紧锁的眉头终于舒展开来了。

第二天中午休息时间，我按照惯例打开了手机上的血糖监测系统，了解糖尿病患者的血糖监测情况，突然发现陈老伯的血糖数值一直显示"偏高"，却没有实际数值出现。我知道那是血糖值太高了，已经超出了可测量的范围，于是我马上找到陈老伯的联系方式，打电话询问陈老伯中午的饮食情况、胰岛素注射情况等。在询问的过程中我意识到了在昨天的咨询中，有些内容过于片面了，只关注了他的血糖监测，而忽略了问题本身。这时陈老伯也开始焦虑起来了，我连忙安慰他道："老伯您不要着急，我们现在来视频连线，让我看下您的注射部位，自己摸一下，看看有没有硬结，如果有的话，打针的时候需要避开；胰岛素针头每次注射完毕都需要更换的，您是多久更换一次呢？一周一次？那不行的，胰岛素针头不能重复使用。您有没有注意到，如果使用一个新的针头打胰岛素，并没有很明显的疼痛感觉，但是如果反复使用同一个针头，那么注射的疼痛感会特别明显。"我看着视频里陈老伯若有所思地点点头，我接着说道："胰岛素针头是一次性使用的，不能重复使用哦。而且在每次注射前都需要排气，否则注射的剂量就不准确了；还有就是一定要按医生开的剂量去注射，否则用了药没有效果那不是白搭嘛！还增加了痛苦，你说是不是？陈老伯你把中午吃的什么菜拍给我看一下。"这时刘阿婆插话道："早上他偷偷吃了一个粽子。"听到刘阿婆的"检举揭发"，陈老伯露出了尴尬的笑容，连连检讨："以后再也不敢贪吃了，一定管住自己的嘴巴，按照你们的要求来做……"

挂断电话，我不禁陷入了沉思，慢性病本来就病程长，如果迁延不愈，很容易给患者心理和生理上造成伤害。我们作为社区健康的守门人，在慢病管理中要做的事情还有很多，除了为患者提供健康指导外，还要教会患者进行自我管理，提高他们的治疗依从性，只有双管齐下，才能从根本上控制好疾病，延缓并发症的发生。

经过两周的严格督促和"监控"，陈老伯的血糖终于得到了控制。我们也成了朋友，陈老伯和刘阿婆经常会来我的门诊坐一坐，我也会时常关心他们的情况。5月12日护士节前夕，他俩亲自

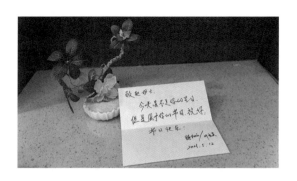

把一张写满感激之情的贺卡交到了我的手上,我拿着这张小小的卡片,却感觉到了一份沉甸甸的责任。于我而言,一点点小小的付出,却能换来患者的健康和肯定,这也许就是我在护理岗位上能坚持下来的动力。

我时常在想,在当今医患矛盾日益紧张的情况下,如果能做到对患者关心多一些、自身技术过硬一些、责任心强一些,医患关系一定会得到改善。人生的意义往往在于我们如何影响和帮助他人。在这个瞬息万变的世界中,我们就是那束光,在人生的旅程中,温暖自己心灵的同时,也照亮别人。

(赵 洁)

从园艺到生活:一名退休教师的抗糖之旅

金黄的树叶轻轻摇曳于和煦的秋风中,仿佛在低语着岁月的宁静与平和。在这样一个看似平凡的季节里,一位68岁的退休教师——李大叔,踏上了他非凡的人生旅程。

李大叔的生活一直简单而有序,他对园艺的热爱使他的后花园成了一个充满生机的小天地,花儿在那里盛开,香气四溢。然而,这段宁静的日子并没有持续太久。有段时间李大叔总感觉异常口渴和频繁尿急,后来状况有所好转,因而他并未对此过于在意。这样的情况持续了几个月……

在一次家庭聚餐时李大叔突然昏厥,被紧急送往医院。检查发现李大叔是由于长时间血糖过高未得到及时干预引发了糖尿病酮症酸中毒,突如其来的糖尿病让他非常震惊。尽管出院后他的病情稳定了,但由于对疾病的无知和突如其来的恐惧,李大叔时常感到焦虑不安,他的血糖未得到有效控制,精神时常恍惚。

有一天,居委会马阿姨在走访邻里时,听说了李大叔的情况,特地向他介绍了社区卫生服务中心开展的家庭医生和慢病管理服务。起初,李大叔对此并不抱太大希望,犹豫中还是来中心就诊了。

那是我第一次见到李大叔,他那憔悴的模样让人不禁心生怜悯,脸上深刻的皱纹和沉重的眼袋显露出他的疲惫,瘦弱的身子走起路来略显得有些吃力。我招呼他坐下："大叔，您先坐这儿，我给您测个血糖，请问您吃过早饭了吗？"李大叔摇摇头示意还没有。血糖读数显示 9.6 mmol/L，高于正常水平，我让他先等待一下。

随后，李大叔和王医生签约了家庭医生服务，并由我负责他日后的慢病访视工作。我坐在李大叔对面，轻声问道："大叔，您在病情发现之前，生活中有没有什么特别的变化或困扰呢？"李大叔沉默了片刻，眼中闪过一丝忧伤，缓缓地说："退休之后，我本以为可以享受宁静的晚年，但是妻子的去世给我带来了很大的打击。从那以后我对园艺也渐渐失去了兴趣，我以为这只是失去亲人的正常反应，没想到我的身体也在悄悄发生变化。我开始注意到自己的体重在不断下降，常常感到疲倦和无力。但我总是告诉自己，这只是年纪大了的正常现象。"

我轻轻握住他的手，说道："大叔，感谢您和我分享这些。我会尽我所能帮助您，不仅是在糖尿病的管理上，也希望能帮您找回生活中的那份快乐和希望。"

李大叔微笑着点了点头，眼里闪烁着一丝感激，继续和我说道："我之前是一名中学教师，常常熬夜备课也不觉得累，饮食也不太规律。退休之后整个人放松了，三餐倒是规律了，胃口也变大了，最近总想吃甜食又害怕血糖控制不住，晚上睡下后辗转反侧难以入眠，有时候心里特别害怕，怕就这样一下子睡过去了。"说到这里他不禁哽咽了，接着说道："现在回想起妻子的离世也是对疾病的漠视，当时她说这疼那疼，我让她自己去看医生，结果胡乱吃了一些止痛药。再后来疼痛次数多了，去医院一检查，被诊断出恶性肿瘤，保守治疗也只有三个月的时间，那段时间我很自责却又无能为力，最后疼痛和疾病还是夺走了她的生命。"

说罢,我从他布满褶皱的眼角处发现了些许泪光,我感受到他的害怕和恐惧,连忙安慰道:"李大叔,您先不要过分担忧,其实您之前的突发状况是由于血糖升高后身体出现的特殊情况。糖尿病是一种慢性代谢性疾病,随着病情进展可能会逐渐出现不可逆的心、脑、肾等器官的并发症,但是通过饮食控制,每天按时服用降糖药物,定时监测血糖,保证充足的睡眠,可以有效控制病情,您应该调整好自己的心态!"

慢病管理工作不仅仅是一个合作关系,更是一段长期的陪伴和支持,需要李大叔积极配合,并做好持续的疾病管理。在接下来的几个月里,我与李大叔保持着密切的联系。我经常去他的家里,帮他监测血糖,并指导他如何调整饮食和养成良好的生活习惯。在这个过程中,我们的谈话不仅限于健康问题,更多的是关于生活中的点滴,比如园艺、读书,甚至是关于他与妻子共同度过的美好时光。

在一次访视中,我发现李大叔的血糖数据出现了波动,他看出了我的困惑,不好意思地解释道,有几次是我没有及时服用降糖药,还有几次是和朋友们聚餐没有忌口,导致血糖值没控制住。

为了帮助李大叔更好地控制血糖,我为他设置了每日餐前服药的定时闹钟,并嘱咐他:"糖尿病患者需要适当地控制饮食,但不是绝对禁忌,如果让偏爱甜食的人突然放弃那么多年的喜好也是相当困难的,我们可以使用代糖替换白砂糖;改变长期的饮食习惯也不是一朝一夕就能做到的,而且糖尿病管理本身就是一个长期的管理计划,我们不要急于求成,也不要半途而废。"说罢便递给他一份详细的健康管理档案,里面包含了健康计划和指导建议。我向他强调了定期监测血糖、记录饮食和运动的重要性,并希望他能在慢性疾病管理方面做好配合。

渐渐地，李大叔变了。他说："你知道吗，我最近又开始在后花园里种花了，虽然没有妻子在身边，但我知道她一直都在我的心里。每当我看到那些花儿盛开，就仿佛看到了她的笑容。"他向我展示着满园绽放的牡丹花，曾经那个黯然失色的李大叔重拾对生活的希望，他摘下几朵鲜花赠予我，并对我表示感谢！

李大叔通过配合家庭医生服务和慢病管理工作，逐渐学会了如何更好地管理自己的疾病。他不再只是一个身患糖尿病的人，更是一个积极迎接生活挑战的人。

随着时间的推移，李大叔的生活质量显著提高。他开始重拾对园艺的兴趣，后花园里的鲜花比往年开得更加繁茂。他不再是那个只会忧心忡忡的退休教师，而是变成了一个乐观、积极的园艺爱好者，甚至他还会在随访过程中与周围的患者分享自己的经历和生活态度，成为患者中的学习楷模。

在社区卫生服务中心，我们见证了许多像李大叔这样的故事。这些故事不断提醒我们，我们所做的不仅是提供医疗服务，更是要努力营造一个支持和关怀的社区环境，帮助每个人达到最佳的健康状态。

李大叔的故事告诉我们，改变是可能的，希望永远存在。在生活的每个阶段，无论面对怎样的挑战，都有机会去学习、去适应、去成长。就像李大叔那充满活力的后花园，我们的生活也可以在经历了冬天的寒冷后，迎来春天的温暖和繁荣。

（陈　超）

阳光使者

　　小黄,这位大都市中的白领,始终保持着勤奋的工作态度,在这个快节奏的时代里,他时常被工作压得喘不过气,深夜的灯火里常常留下他加班的身影。不料身体的不适逐渐侵袭而来,直至那个晴天霹雳的消息传来,让他瞬间陷入深深的不安与迷茫之中——他被诊断出患有 2 型糖尿病。顿时他觉得自己的生活犹如被一股无形的阴影笼罩。他自认为平日热爱生活,身体强健,所以从未想过这个病有一天会发生在年纪仅 30 多岁的自己身上。现实打破了他一贯的认知,无情地将他带入了这个陌生的抗糖世界,这一切都是前所未有的挑战,无数问题充斥着他的头脑。

　　一个雾蒙蒙的清晨,微风吹过,带来了潮湿的气息,让人感到一丝凉意。远处的景物被笼罩在朦胧之中,若隐若现,似乎失去了清晰的轮廓。小黄第一次来到我这里时,他对我说:"我那么年轻,怎么就得了糖尿病呢? 我平时也锻炼的呀。"小黄的心情就像这阴霾的天气变得阴沉起来,仿佛有一种无法言说的忧郁萦绕在心头。他的眼神中透露着无奈,叹息声在寂静的空气中回荡。我对小黄说:"有点不能接受这个现实对吧? 糖尿病在每十个人里差不多有一个,发病率还是蛮高的,保持心情平和对稳定血糖是很重要的,现在就是要看一下我们怎么样去稳定血糖。"同时,我向他普及了糖尿病相关知识,让他认识到糖尿病的可治性,并教会他掌握控制血糖的方法。这不仅使小黄加深了对疾病的认识，也让他对自己的病情有了更清晰的了解。

在这段时间里，我经常通过微信与小黄沟通。有一次小黄对我说，他现在都不敢吃东西，就怕吃完后血糖就高。我对他说，进餐要定时定量，可将每日的热量按 1/3、1/3、1/3 分配至早、中、晚三餐中，或少吃多餐。饮食要均衡，每日需要摄取谷类、肉蛋类、蔬菜水果类、奶制品和油脂类食物。减少糖果、蛋糕等的摄入，减少高胆固醇和油炸食物的摄入。听完这些建议，他不再害怕饮食了。他和我说，他现在已经坦然接受新的生活方式，努力了解这个也许会与自己相伴终生的"糖伴"。

再次见到他时，他的眼神越发坚定，那些焦虑和不安感减去了很多，没有了之前的唉声叹气，不再慌乱无措。小黄对我说，他摒弃了过去经常叫外卖的饮食习惯，坚持每天定时定量进餐，严格控制碳水化合物、脂肪和糖分的摄入量，还坚持运动打卡，每天快走30 分钟。

小黄还告诉我，他现在已经养成了每天监测血糖的习惯。无论是空腹还是餐后，他都会认真记录下每一次的血糖值。通过监测血糖，逐渐摸索出适合自己的饮食和运动规律，也为医生的诊疗提供了宝贵的参考数据。通过一段时间的治疗、调整饮食结构和加强锻炼，他的血糖得到了控制。看得出他非常高兴，对自己能控制好血糖也有着乐观的心态。我对小黄说："糖尿病可能会引起多种并发症，如心血管疾病、眼部疾病等，你要特别关注这些并发症的预防与管理。"他回答道："谢谢您的关心，我会控制好血压和血脂水平的，保持健康的作息习惯和良好的心理状态。定期做检查，这样就能及时发现和管理并发症了。"一切都在往好的方向发展。

与此同时,他积极参加各种糖尿病健康讲座和患者交流活动,他加入了糖尿病病友会,与志同道合的病友共同交流心得、分享经验。他娓娓道来:"在知道自己得糖尿病的初期,我是多么不想面对,甚至不想治疗,想'摆烂'继续生活下去,但在医生们贴心的指导与陪伴下,我改变了自己当时愚蠢的想法,积极治疗,也逐渐有了好的疗效……"在这里,他们互相鼓励,共同坚持更为健康、绿色的生活方式,携手共进,共同解决疾病带来的困扰。正是这种温暖的力量,让小黄在治疗糖尿病的道路上走得更加坚定。在工作和生活中,他也总是以积极向上的态度感染着身边的人,成为大家心目中的"阳光使者"。

最近我碰到了小黄,他高兴地对我说,"我现在已经能把血糖控制得不错了,也更加深刻地认识到健康生活的重要性。"也正是因为这个"糖伴",他才开始爱惜身体,更加注重锻炼和营养均衡的饮食,以及规律的作息生活。他要成为一个积极影响他人的糖尿病患者,在朋友圈和社交媒体上分享自己的治疗经验和心得,帮助其他人面对和克服同样的困难。通过正确的治疗和疾病管理,他不仅控制了病情,还变得更加健康和充满活力。

天空湛蓝,阳光明媚,洒在身上,温暖而舒适。有一次我远远看见小黄正和小伙伴们在一起打篮球,他也看见了我,跑到我面前和我打了声招呼。我夸小黄现在状态不错,非常阳光,充满朝气。他和我说,他已经重新找回了往日的乐观和自信,他感激我的开导和专业指导,也为自己在抗击糖尿病的过程中所取得的进步感到骄傲,这段经历也让他学会了如何更好地照顾自己。

我们看到了一个普通人从最初的恐慌,到下定决心面对疾病时的勇气。他勇敢地面对生活中的挑战,始终保持乐观的心态。

这种勇气激励着他不断前进，为自己和家人创造更美好的未来。看着充满活力的小黄，我的心情如同这晴朗的天气一样明朗，仿佛整个世界都洋溢着欢快与美好，让人感到无比愉悦和放松。让我们为小黄的勇气和坚持点赞，也希望他的故事能给同样患有糖尿病的朋友们带来信心和力量。

迎着风与患者一起奔跑，勇敢地前行，越过黑暗，终能见到曙光。

（张　琳）

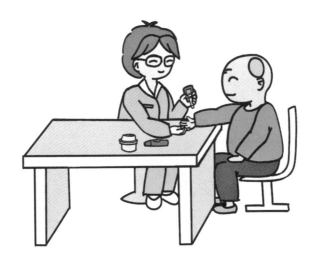

第二篇

心灵共情，疗愈生命——伤口护理

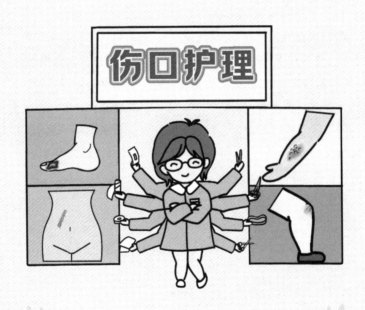

近几年,随着湿性愈合理论和现代新型敷料的发展,伤口治疗与护理领域也有了突飞猛进的发展,大量的新技术、新方法被运用到伤口治疗与护理中,并且取得了良好的效果,给传统的伤口治疗理念的发展提供了新的思路。

伤口护理是一门学科,也是一种艺术。这项工作既需要专业技术,也需要本能和直觉。伤口护理没有捷径,因为每位患者都有各自的故事,每个伤口也都不太一样,均需要专门的护理。每一个伤口都是一道考题,考验着伤口护士对多学科知识的储备及实践经验,需要细心评估、认真思考、胆大心细、不断学习。科学与艺术在这里结合,创新与直觉在此处碰撞,激情与进步在这里相遇,治愈看得见的伤口,抚慰心灵深处的创伤。

时光荏苒,目睹和经历了很多关于伤口护理的故事,这些故事不断促使着我们将创新思维与实践方法相融合,推动着我们努力前行。

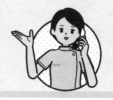

我相信您也可以

从生活可以自理到处处需要人照顾,老年人生活状态的改变真的可能发生在一夕之间。

一次意外的摔跤打乱了 77 岁张阿姨的生活节奏,她被诊断为左股骨粗隆间骨折,被送至我们病房进行保守治疗。入院后张阿姨由于骨折需要长时间卧床静养,更有外伤造成的皮肤感染需要天天换药,难以接受现状的张阿姨情绪一直很低落,一度不思饮食,对周遭的任何事都不理不睬。我作为她的责任护士,从她入院那天起就没看见她有过笑容。几天下来,张阿姨消瘦了不少,伤口也没有太多好转。于是,我以"疑难杂症"的形式将张阿姨的伤口发在伤口小组的群里,经过大家的讨论,再次确定换药方案没有问题,影响伤口不愈的原因可能是张阿姨胃口不佳加上情绪低落。既然找到了原因,就需要我这个责任护士在日常护理中下功夫。这天我给张阿姨换药时听见她咳嗽,我将情况汇报给床位医生,经检查后发现张阿姨出现肺部感染了。医生给张阿姨开了输液医嘱,当我端着输液盘走到她的病床旁时,还没等我开口,她就激动地嚷嚷:"我不输液的!拿走!"

我没想到张阿姨对治疗竟有如此大的抵触,我弯下身子放缓语速:"张阿姨,怎么不高兴了呢?"眼见张阿姨对我不理不睬,我又继续跟进:"能和我说说为什么不想输液吗?"

　　张阿姨见我柔声细语地询问,皱着眉抱怨道:"我觉得没有意义!不能手术,我以后就是一个废人了,整天这么躺着,还需要天天换药,比死人多口气而已!"

　　我见张阿姨终于开口说话,哪怕是抱怨,也是打开心结的一大步呀!于是我立刻回应道:"一下子什么都干不了,这确实让人难以接受!"可能是因为我没有批评张阿姨的想法,更没有用教育的口吻表达我的立场,这让张阿姨感到意外,她哽咽起来,泪水顺着眼角流了下来。

　　我一手拿起床头柜上的纸巾擦拭着张阿姨的眼泪,一手握住了她的手说道:"不能手术不代表就没有治疗价值了,什么都不能干也只是暂时的!三个月,只要您坚持保守治疗三个月,就有希望能坐起来,甚至还能站起来!"我握着阿姨的手特意紧了紧,见她没有回应我,我接着说道:"我的外婆今年100岁了,5年前她因为在家摔了一跤,导致腰椎、肋骨有三处骨折外加伤处皮肤感染,她当时就住在我们病区的30床。由于年纪实在太大而且又有慢性支气管炎、直肠癌等疾病,当时很多人都觉得她以后只能躺在床上了。"

　　听到我这么娓娓道来的故事,张阿姨向我望了过来。"那后来呢?你外婆怎么样了?就一直瘫在床上了吗?"张阿姨急切地询问。

　　感觉到张阿姨对外界的事情终于有了反应,我知道事情有了转机,便接着往下说:"外婆听到医生的诊断后着实难过了好一阵子,但她要强了一辈子,一直不服输、不服老的性格特点让她最终战胜了颓废的情绪。她不相信以后就瘫了,所以她特别积极配合我们的治疗,改变以往吃素的饮食习惯,以优质蛋白、高维生素食物为主,从被动训练到主动锻炼,外婆的积极主动让她成了我们病区的明星。经过 10 天她的伤口愈合了,90 天后她可以走出病房散步,这让所有人都惊讶不已,大家都感叹人的生命力竟然可以如此顽强!"

听到我说到这里,张阿姨竖起大拇指,感叹道:"你外婆太厉害了!"我继续补充道:"谁能想到我外婆现在 100 岁了,依然享受着独居能自理的生活呢!"张阿姨的眼睛里瞬间有了光亮:"真的吗?"张阿姨想得到我的再一次确认。我点头回答道:"真的,当然是真的!这里的医护人员都知道我外婆的事。我那百岁的外婆都可以重新站起来,我相信您也可以!"

张阿姨显然备受鼓舞,接下来我得让阿姨从被动听故事过渡到关注自身的问题。我停顿了一会儿,看向桌上几乎没有动过的饭菜,问道:"您今天午饭吃的什么?我看桌上的饭菜都没怎么动过呢!"张阿姨摇摇头说:"不想吃!"我接着说道:"这饭菜一看就不是我们食堂做的!是您子女给您准备的吧?"

张阿姨沉默了一阵子,转过头来盯着桌上的饭菜,叹了口气:"她们看我不喜欢吃食堂里的菜,每天都选我喜欢吃的送来。可是看看我,我现在就是子女们的累赘!"

我见此情况,说道:"子女们真孝顺!即使您现在胃口不好吃不了几口,她们依然按照我们之前制订的饮食计划坚持每天给您做好吃的,为他们点赞!"眼见张阿姨不再抗拒和我聊天,我接着说:"我看您醒着时不看电视也不听广播,连手机都很少用呢!"

"我这人喜欢静,不喜欢看电视,也不爱听广播,以前还喜欢看看电视,现在对看电视也没有兴趣了。我白天就看看窗外的树叶子,闭目养神。"

我用手轻轻地抚摸了一下张阿姨的额头:"您这样可不行呀,整天什么也不干,您这不是闭目养神,是胡思乱想呀!您这样的一个状态连伤口都感觉到了呢,它也开始静止了。您可能不知道,伤口的愈合不但与您日常摄取的营养有很大的关系,还与您的情绪也有关系哦!我给您出个主意吧!选个自己喜欢做的事情来打发时间:电视、戏曲、广播?这是我给您的任务,您可以过几天回答我哦!现在我们先输液吧!"

通过这次的沟通,张阿姨欣然接受了输液,对日常照护也没有了之前的消极抗拒,每餐的饭菜也能吃不少了。经过连续几天换药后,我惊奇地发现张阿姨的伤口终于开始长皮了,我马上和张阿姨分享了这个让人振奋的好消息。张阿姨虽然没有将内心的喜悦表现得很明显,但我还是注意到她的胃口又稍微好了一些。张阿姨没有主动找我回答我留给她的选择题,但我相信她一直在思考我的话。于是我又主动联系到了张阿姨的儿子,把阿姨最近的病情和情绪波动做了详细的告知,并把阿姨的担忧和心理压力和家属做了分析,共同制订了解决方案:家属适当增加陪护时间,倾听阿姨的主诉;对阿姨出现的消极情绪给予充分的理解;提供一台电子设备供阿姨平时消磨时间。有了家属的理解和支持,我更加有信心可以让张阿姨走出阴霾,重新对生活燃起希望。

十天后的午后,张阿姨的儿子来看望母亲,我借着巡视病房的机会,用赞扬的口气说道:"张阿姨福气真好,儿子又来看您了!上次您可答应我要好好考虑一下打发时间的方式,电视、戏曲、广播,这几个里面您选一个吧?"

张阿姨见我夸赞她的儿子,心里的甜都印在了脸上:"我认真想过了,还是广播吧,有些戏曲太闹腾了!"

"广播很好呀！您可以通过它了解外面发生了什么，正好可以排解您烦闷的情绪！"说完我望向张阿姨的儿子，他立即心领神会，马上说："这好办！我马上去买一台收音机！"

这以后的时间里，张阿姨所在的病房也从最初的"鸦雀无声"变得"生机勃勃"，她的肺部感染好了，伤口愈合了，开始进行康复训练了，也能坐着吃饭了，一切都在往好的方向发展。三个月后，当张阿姨使用助步器走出病房的时候，隔着很远她就看到了我，她笑着说："小周，你看，我又可以走路了！我像当年你外婆一样很厉害，对不对？"我快步走向张阿姨并拥抱了她，说道："对呀！张阿姨，您和我的外婆一样，一样的厉害！"

张阿姨激动地对我说："记得《心术》这部作品里有这样一段话'这世界有三样东西对人类是最重要的，信、望、爱，我能看到的对这三个字最好的诠释，就是医院。'我这个老太婆虽然不幸摔了一跤，但是我认识了你们这群可爱的天使，是你们让我对生命和生活又有了新的认识。我谢谢你们！"我笑着回答道："阿姨，不用谢！从您身上我们也学习到很多，您用毅力告诉我们：只要相信，就没有什么是不可能的！"

"我相信您也可以"的故事落下了帷幕，但是这样温暖的故事在我们医护人员的职业生涯中几乎每天都在发生。有时繁忙的工作让人觉得很疲惫，但当得到患者的认可和感谢时，又给了我前进的动力，督促着我不断完善自己，用精心的护理与患者携手共同面对困难。

（周旭芳）

永远的"赞"

2023年3月,春暖花开,万物复苏,清晨在上班路上听到了小鸟欢快的歌声,一切是那么的美好!

这天,我像往常一样,准备好一天门诊换药的物品,诊室门口已经排起了长队,8点准时开诊。当我为第二个患者的伤口进行换药时,忽然听到了一阵熟悉的叫声:"小吕……小吕今天是你上班吗?"我心里"咯噔"一下,杨阿姨的脚又"烂"了吗? 杨阿姨是我的一位老病号了,因为糖尿病足,她左脚第2~5个脚趾被截,病情反复了很久才愈合。我听到这熟悉的声音,难免会担心。没想到杨阿姨到了诊室,看到是我的时候,开心地说:"小吕,你看我的这只脚已经完全恢复了,我现在可以正常走路了,真的非常开心! 我今天是特地过来给你送锦旗的,非常感谢你这么久以来对我的护理和鼓励,让我有信心面对问题,我的这只脚才能恢复得这么好!"看到杨阿姨精神面貌这么好,我也由衷为她感到高兴。

我的思绪回到了一年前,杨阿姨有一次在修剪脚指甲时,不小心把左脚第三个脚趾弄伤了,流了好多血,杨阿姨觉得这只不过是一点皮外伤而已,想着以往这点伤口三五天就好了,就没到医院处理伤口。但这次不知是怎么了,一个星期过去了,杨阿姨的脚趾还是又红又肿,脚上的伤口不仅没有好转,还伴有疼痛和渗液,她意识到问题有点严重,这才到医院就诊。当天正好我值班,我仔细检查了杨阿姨脚上的伤口,发现杨阿姨左脚的第三个脚趾红肿明显,并且有皮肤破损,虽然面积不大,但是深度已经达到了肌肉组织,创面有 75% 的黄色坏死组织,还有少量的脓性渗液。我详细询问了杨阿姨的病史,得知她有十余年的糖尿病病史。我告诉她这是糖尿病足,而且达到了 Wagner 分级 2 级,我根据伤口的情况,按照 TIME 伤口处理原则(Tissue:清除坏死组织;Infection:控制感染,恢复菌群失衡;Moisture:保持创面湿度平衡;Edge:矫正细胞功能),制订了治疗方案:①清洗消毒创面;②使用锐器清创,清除坏死组织;③选用功能敷料控制感染、吸收渗液,保持一个湿性愈合的环境,对伤口进行护理。

我在换药的同时也继续了解到杨阿姨的日常生活习惯。她说自己平时喜欢吃甜食,吃面的时候喜欢放很多花生酱。我问她血糖是怎么控制的,吃药还是注射胰岛素,多长时间测一次血糖?她的回答令我感到震惊,她说自己从不监测血糖,也不规律用药,长期以来血糖都控制不佳。最糟糕的是她还喜欢吸烟,平均每天吸烟 10 多支。听到这些,我马上联系医生,帮杨阿姨开具化验单测一次随机血糖。随后,化验结果显示血糖 14.2 mmol/L。看到这个结果,阿姨自己也吓了一跳,抱着怀疑的态度说:"我血糖怎么会这么高,不会是弄错了吧,平时我也没有感觉到不舒服。我以后是不是甜的东西一点都不能吃了?"我开玩笑地说:"阿姨,你这么紧张,我以为你是在担心伤口问题,原来你是在担心以后能不能吃甜食啊。"我慎重地告诉她,血糖方面只要严格遵医嘱按时服药、注射胰岛素就可以控制好,需要警惕的是糖尿病引起的神经病变和血管病变,这些都是需要自己日常调护。同时,我也跟她强调了吸烟对身体的危害性,尤其是对糖尿病足的患者危害更大,建议阿姨改变不良的生活方式。从现在开始戒烟,可以先试着每天少吸一支。我提醒她每天都要来医院给伤口换药,平时穿舒适的鞋子和袜子,最好是穿白色的袜子,以便观察伤口渗液情况;做好血糖监测;饮食方面也一定要严格控制,不能随心所欲想吃什么就吃什么。她虽然是点头答应着,但我感觉出她好像并没有把这些话放在心上。

看到阿姨这么漫不经心,我在想:用什么方法才能够引起她的重视呢? 首先,我详细地告诉她糖尿病导致糖尿病足的可怕之处:糖尿病可引起神经病变,使足部感觉减弱甚至失去感觉,又可致血管病变,使足部组织失去活力,所以很容易发生严重的损伤、溃疡、坏疽和感染,最严重时会导致截肢。然后,我再按照糖尿病足Wagner分级,从0级到5级详细地给她进行了讲解,并且每一级都给她看了相应的照片。当杨阿姨看到 Wagner 5 级照片的时候,她害怕地说:"我不要变成这样子,我会好好配合治疗。"经过抗感染、降糖等一系列治疗,以及改善饮食结构,两周后杨阿姨脚趾的伤口开始慢慢愈合。

在第三周时阿姨的伤口完全愈合了,我告诉她不用再来换药了。我向她再次强调一定要控制好血糖、戒烟,并告知了相关注意事项。

事与愿违,两个月后的一天,杨阿姨又来到了门诊,焦急地说"小吕,你快点帮我看看我的脚。"我一问才知道,天气慢慢变冷了,杨阿姨晚上睡觉穿着袜子都觉得冷,想着要给受过伤的左脚保暖,于是贴上了"暖宝宝"。半夜里她隐约觉得有点烫,但也没太在意。第二天起来她发现脚上皮肤一片通红,而且起了水疱。即便这样,也并没有让杨阿姨引起重视,她又拖了几天才到医院就诊,这时候她的脚已经发展为糖尿病足 Wagner 3 级。再三询问下我才得知,自从她上次伤口愈合后，就把我叮嘱的注意事项完全抛在了脑后。依旧我行我素，不仅没有监测血糖，而且在饮食上也没有严格控制，每天大吃大喝，吸烟也是有增无减。

我第一时间联系了上级医院的专家进行线上会诊，并及时转诊住院治疗。虽然这次杨阿姨积极配合治疗，但伤口并没有往好的方向发展，而是一点点溃烂，侵袭着足部的每一寸皮肤和肌肉，第三个脚趾的皮肤越来越黑，红肿、流脓也随之而至。伤口感染面积越来越大，还连累到了旁边的脚趾，万般无奈下只能做了截趾手术。所幸转诊及时，保住了杨阿姨左脚的大拇趾。

杨阿姨出院后，来到我们门诊继续术后伤口换药，她见到我后马上说："小吕，阿姨真的是悔不当初，总觉得你是在吓唬我。不听你劝告，最终失去了四个脚趾。"

在打开纱布的那一刻，看到独自竖立的大脚趾，我心里的遗憾和自责不能言语。如果我能再加强一下健康教育，阿姨的脚是否就不会发展到如此严重的程度。当我再次提醒她注意事项时，她说："小吕，你不用说了，我都知道了，这次肯定会牢牢记住。我一定会保护好我的脚！"听到杨阿姨这么说，我悬着的心终于可以放下了。于是开玩笑地说："阿姨，你看你的大脚趾，是不是在为我点赞啊"。阿姨发出了爽朗的笑声，说道："是的，我会永远为你点赞的！"

结束了一天的门诊工作，疲惫又充实。耳边回响着杨阿姨爽朗的笑声，夕阳西下的傍晚显得格外的温柔。

（吕彩菊）

双向奔赴

夏日的午后,蝉鸣穿透着炽热的空气,夹杂着医院走廊里的喧闹声。

"我就想来你们医院开点消炎药,你们医生非要让我到伤口门诊就诊。"

一位阿婆,80岁上下,佝偻着背,脖子上敷了一块略显发黄的纱布,边角已散落开来。她一边嘴里嘟囔,一边气势汹汹地走进诊室。

见到我后,阿婆说了第一句话:"你如果不能开点消炎药,我就走了。"

"来来来,阿婆,没事,您先坐,您贵姓?"我立马站起来,微笑着招呼她坐下。当我打开敷料的那一刻,心里还是不由得"咯噔"了一下,实际情况比想象中的更糟糕,只见脖子右侧有一个 7 cm× 5 cm 大小、基底有 25% 呈红色和 75% 呈黄色,并伴有浓浓腐臭味的开放式伤口。

"我姓何,他们不给我开头孢,你给我开点吧!"坐下后阿婆第一句话就直切主题。

我问她:"何阿婆,您看过自己的这个伤口吗?"

"我自己没看过,但前面的医院说我这伤口不容易好,建议我住院。你这有药吗?我自己的身体我最清楚,吃点药就行了。"她重复道。

我拿出手机,对着伤口拍了照,说道:"阿婆,您看,这伤口都红肿化脓了。这就像我们家里的水管堵塞了,如果不疏通处理,后面的排水会越来越困难。时间一长,水管不仅会坏掉,还会发臭。我们的伤口也一样,需要及时清除腐肉,单单靠吃消炎药是很难痊愈的。"

对于老年人常有的认知"倔强",我们不必争个是非对错,有时候,倾听、摆事实地呈现、打比方是最有力的纠正方式。听我说完,对于只配药不治疗这事,阿婆似乎不再坚持了,但还是将信将疑。

"阿婆,因为您伤口比较大,所以渗液也相对会多一点,明天要继续来找我看看伤口情况,我们争取早日把它治好。"我一边扶她起身,一边笑着跟她说道:"阿婆,明天我等你。"

在我耐心解释下,来时气呼呼的她好像被软化了,紧蹙的眉头也舒展了,笑着对我说:"好的,那我明天过来。"

在门诊连续换药三天后,阿婆脖子处的伤口虽然在大小上变化不大,但基底已呈 100% 红色,腐臭味也明显改善。

换好药后,我如从前那样对伤口进行拍照,拍完后我对阿婆说:"阿婆,这是刚给你拍的伤口照片,我们再来看看是不是好一点了?"

阿婆略显不好意思地笑了,说道:"现在仅凭我这老眼昏花都能看出来这黄黄的、烂烂的东西没有了,看上去舒服多了,看来这次尝试是对的,这比消炎药有用。"

我也被逗笑了,对她说:"阿婆,有用你就坚持来。看你这么配合,就奖励你在家多休息几天,下一阶段不用每天来了,改为一周换药两次。"

　　我们约好下次就诊时间,我向她叮嘱伤口方面的注意事项,并护送着她离开了伤口门诊。

　　然而,本该周四来换药的她,快到下班时间了我也迟迟未见其身影。我心里琢磨着:是老人家身体不好不方便出门了吗?还是又打退堂鼓不愿意来换药了?通过电话联系后我才得知原因,原来是因为前阵子她每天都来,她知道每天上午往医院方向跑一次就对了。而现在只记得还要换药,但具体今天是几月几号或者星期几了,她就不是很清楚了。确认阿婆只是忘了换药时间,没其他状况,我心里也就踏实了,挂电话前我叮嘱她第二天上午过来看下伤口的情况。

　　次日,何阿婆刚见到我就说:"不好意思,耽误你们工作了。我这年纪大了,每一天都好像在重复地过日子,时间常常被我混在一起,记不太清,不中用了。"

　　我连忙说:"阿婆,是我们工作没有做到位。从今天起,你下次换药的时间我给你写在纸条上,和你的医保卡放在一起,每次在你要来换药的前一天,我们再打个电话提醒你一下。"

　　阿婆感激地说道:"嗯,你们有心了,麻烦你们了。我老伴去年年底去世了,家里现在就我一个人,子女们也都忙,怕他们担心,就没跟他们说。我现在年纪也大了,脖子这块也不知道好不好得了。"看着阿婆眼里满是落寞和无助,我既心疼又心酸,也更多了份感同身受。自己结婚后离家多年,无法常年在家陪伴老人,家里的老人也是只报喜不报忧,就是为了让子女们省点心,安心工作。抽回思绪,我轻轻拍了拍她的背,鼓励她:"您放宽心,回去多吃点高蛋白的食物,如蛋、鱼、虾、肉等,营养要补充好,还要坚持来换药,这样伤口慢慢就会好。这是我们辖区家庭医生的电话和我的电话,有任何不适或需要帮忙的地方,您可以随时和我们联系。"

就这样,换药前的电话提醒,换药后的电话随访,这些看似平凡的举动,却让关爱在我们之间不断流动。在后续的一次换药里,阿婆告诉我:"前阵子我都不太愿意出门,怕遇到熟人,嫌我这老人有'味道'。现在我自己能觉察到,这味道消失了,这次多亏有你们,不然我这根老'水管'估计真的要彻底坏掉了。这次你给我写好下次的换药时间,不用打我电话了,我自己记日期,也正好锻炼锻炼我这老脑子。"我竖起大拇指,给阿婆点个赞。

一次次平淡无奇的对话,却是一场场以心换心的双向奔赴。

往后在某些工作日的早晨,总是那么相似。"阿婆,你今天来得比我还早呢,这两天感觉怎么样?"一早手里东西还未放下,就看到何阿婆翘首盼望,似乎在等待着我的到来。

阿婆兴奋地说道:"我今天不是来找你换药的,我特意早早挂了你的伤口护理门诊,只是想来跟你说一句,我脖子上的伤口好了,真的好了!"阿婆难以掩饰住喜悦之情,紧紧地握着我的手,对我说:"谢谢你丫头,真的谢谢你!"

阳光透过单薄的云层,轻洒大地,这个夏日的清晨,空气里充满了无限的温暖和希望。

在伤口护理门诊工作久了,这边本地的老人们喜欢亲切地称呼我为"护士丫头",其实在我心里,他们是我的"老宝贝"。我经常笑称:"每一个伤口都像自己的孩子,拿着伤口照片反复琢磨,精心呵护,从不放弃。看着他们一个个好起来,我由衷地感到高兴。"

有时去治愈,常常去帮助。我常常思考着这样一个问题:加速伤口愈合是否是我工作的最大追求?诚然,作为一名国际造口治疗师,伤口的转归像衡量工作效率的标尺。但实际上,患者的认知、心理、对护理工作的认同感与伤口愈合速度相辅相成,有着密不可分的关系。伤口本身,对于老年人来说是一种心理压力,需要我们及时地给予帮助。传温暖、助愈合,也许这才是我工作最大的意义。

从伤口专科护士到国际造口治疗师的成长历程,每一步都让我更加坚定地扎根社区,把最先进的专科护理知识和技术传递给基层居民,这是我的责任和使命。我是一名护士,我更无比骄傲我是一名社区护士!

蝉声嘹亮,荷叶翩翩。夏日的荷花犹如历经千帆的老年人,尝尽人生百态,却依然傲然绽放,这便是生命的力量与光辉。

你的信任,我的信念,伤口造口护理门诊继续演绎着一场场最真挚的双向奔赴……

(黄　燕)

请不要在伤口上撒"盐"

丝丝银针穿过成片的云翳，敲打在屋瓦之上，嘈杂的雨声与阴雨晦暝之景交织成了人们心中的层层涟漪……

令白阿姨出乎意料的是：对于不经意间磨破的小伤口，在盲目地按老家偏方处理后，竟酿成了无法正常走路的严重后果，甚至可能会面临截肢，真是悔不当初啊！

太阳西沉，绮丽的霞晖洒向大地，劳碌的人们纷纷放下手中的工作，回到温暖的栖身之处。在食堂忙碌了一天的白阿姨正准备下班，在换鞋时她才赫然发现脚踝处已然被那粗糙的雨靴磨破。她想起幼年受伤时父母会将烟草灰或无名药粉等撒向破皮处，这"妙招"可灵验了呢！白阿姨随即想到家中还有几颗头孢胶囊应该也可以这么用。回到家后她便找到了胶囊，小心地将其剥开，再将其中的药粉撒向伤口处，阵阵痛感袭来后，白阿姨又投身于忙碌的生活之中。可两天过去了，脚踝处的伤口不但没好，还显得又红又肿、走路时还有一阵阵的刺痛。白阿姨想着或许是用的药粉不够，于是回家又撒了药粉，这次加大了药物的用量。就这样没过多久，白阿姨发现脚上的伤口已经"结痂"了，"结痂"后她就又能一心专注于工作了。她心想：看来多撒药粉真的能好得更快！谁知这只是伤口变好的假象，后来竟发展到无法正常走路了。

此时，听完白阿姨的叙述，我面露难色，不禁有些担忧，不知现在伤口情况如何了。

安抚好白阿姨的情绪后,我便语重心长地对她说道:"往伤口撒烟草灰或无名药粉是没有科学依据的。对于浅表皮肤破损,消毒创面后保持局部皮肤清洁即可。若是深部组织受伤,则需要到正规医疗机构进行清创处理。当正常皮肤遭到破坏时,早期会有少量的组织液渗出,此时撒上所谓的药粉会影响伤口的愈合,也容易让伤口上未清洗的污物随药粉附着在伤口上。当伤口发生炎症改变后,伤口分泌的炎性渗出液增加。若此时加大药粉的用量,炎性渗出液和药粉会结合形成了一层厚厚的假性结痂,而'痂'下面的组织炎症实则是在继续加重,感染持续向深部组织蔓延,造成了局部伤口的恶化,随即出现红、肿、热、痛、活动受限等症状。错误的伤口处理方式只会加重伤口的感染,影响伤口的愈合,严重时甚至会出现局部组织的坏死。"

话音落下,白阿姨恍然大悟,说道:"原来这其中还有这么多学问。我们夫妻俩是从外地来上海打点零工补贴家用,我在工厂的食堂工作,我丈夫在垃圾回收站工作。我们平日里省吃俭用的,生病了也从不去医院,能扛就扛。没想到这次这个小伤口很久没好,还影响到了日常生活。今天实在熬不住了,才请假来你们这看病……"

此时,我对白阿姨的情况已经大致了解,对伤口也有了大概的预判。我轻轻握住白阿姨的手,扶着她到诊室,轻轻挽起伤口周围的衣物,查看她的伤口。刚接触到她的裤子时,她显得很局促,轻声呢喃道:"姑娘,可能味道有点重,不好意思了。"我轻轻抚慰道:"没关系,我先查看一下伤口情况,再决定治疗方案。"在我的轻声安慰下,白阿姨少了些许尴尬,主动配合把伤口暴露出来以便我查看,看到伤口的那一瞬间,我心里一惊。脚踝处伤口红肿,局部皮温异常升高,伤口周围渗出明显,伴有明显异味,厚厚的黑色痂片覆盖了伤口的75%,无法正确判断伤口深度。看到这情况,我马上通知主治医生一起查看伤口,经评估后,医生认为该患者应当转入上级医院进一步治疗,白阿姨瞬间愣在了原地,当即表示她只想在社区就诊。经过反复沟通,白阿姨还是坚持要在我们社区卫生服务中心就诊。经过医生判断后,我遵医嘱对其伤口予以清洗创面、抗感染等治疗。在清洗创面的过程中,疼痛感让白阿姨抑制不住地颤抖。

看到白阿姨这种特殊伤口病例后,我们换药室护士一起讨论了白阿姨的伤口处理方法,制订了护理计划。其实在我们平常生活中,像白阿姨这样处理小伤口的普通群众也不在少数。因此,对"小伤口"的处理方式进行健康宣教,是一项重要且必要的工作。

制订好护理计划后,我反复叮嘱白阿姨,一定要注意休息,加强营养,保持良好的心态。同时叮嘱她:"在日常生活中,不能忽视任何一个小伤口。幸亏你没有糖尿病等基础疾病,否则后果难以想象。平时一定要正确、及时地处理小伤口!"看到我们这么关心、重视她的伤口,白阿姨感动万分并表示一定会积极配合治疗。

在此后一周的时间里,白阿姨积极配合治疗,伤口也有了明显的变化,伤口周围红肿变小、皮肤温度降低,疼痛感减轻,能够自行来院就诊了。白阿姨觉得一切都在朝着好的方向发展,心里也不再紧张和害怕了。在后续的治疗里,我们针对白阿姨的伤口变化调整护理计划:局部伤口清洁、消毒,去腐后再选用康复新液湿敷,使其加速坏死组织脱落,促进伤口愈合;继续加强蛋白质的摄入;避免患肢过度下垂。同时,结合白阿姨的工作性质,指导她尽量避免穿雨靴,以免雨靴闷热不透气,造成伤口敷料潮湿而影响伤口愈合,增加感染的风险。

在经过四周的反复评估及调整护理计划后的治疗,白阿姨的伤口以肉眼可见的速度逐渐缩小,新生的粉嫩表皮也标志着这场伤口撒"盐"后的胜利,也在提醒着白阿姨盲目采用民间传统方法(伤口撒"药粉")的不良后果。在过去四周的治疗时间里,我们也反复宣教伤口的正常处理方法,白阿姨也意识到民间一些传统的治疗方法是错误的!错误的办法只会让伤口感染加重,甚至造成不可逆的伤害。白阿姨笑着说:"还好遇到了你们,真的太感谢你们了,不仅让我伤口痊愈了,还教会了我正确的伤口处理方法。"她还告诉我,以后若再遇到此类情况,她也会劝阻他人不要做这种错误的行为,就如同在伤口上撒"盐"!听完我感到很欣慰。窗外的暖阳展现出耀眼的光辉,金桂伴随着白阿姨离去的身影,空气中弥漫着花香,馥郁的气息使我们对未来的生活更加充满了期待。

金秋十月,携着一份热忱与爱意,演绎着生命中不可言说的意义。白阿姨的故事便接近了尾声,但生活中还有很多的阿姨叔叔们盲目地用着民间偏方处理伤口。愿更多的人了解到白阿姨与我们的故事,遇到受伤的情况时谨记不要在伤口上撒"盐",要运用正确的处理方式,才能奔赴这美好的人间烟火之中,才能享受到这世间的万家灯火!

(唐丽玮)

今年冬天我最暖

　　李阿姨是我众多的伤口患者之一。时隔多年我还时常忆起她，并不是因为她的伤口面积大、愈合时间长，而是因为她的一句话——"今年冬天我最暖!"也正是因为这句话，温暖着我走过每一个低谷和寒冬。

　　金秋的一天，换药室来了一位衣着朴素但却清爽干净的老年妇女，伴随着她而来的还有一阵阵臭味，而她的脸也像这味儿一样——真"臭"：倒"八"字的双眉，眼角耷拉，嘴角下垂，像极了"囧"字。令我不解的是，当我问她问题时她不作回答，反而发出长长的叹息，这样的气场也带偏了我的情绪。

　　随着包裹物(尿垫-棉垫-纱布层)被层层褪去，伤口也暴露出它的真面目，膝关节下到踝关节上，面积大约 18 cm×24 cm，创面被大量黄色坏死组织附着，周围皮肤因大量渗液长时间浸渍而发白。这个伤口虽然看着比较特殊，但是因为长期接触各类伤口，所以我也早已习以为常了。在一旁看着我换药的老爷子说道："小蔡啊，你见谅啊! 她现在成这样，也是没办法。她原本也是个爱说爱笑的人，没得这个病之前，家里的茶室每天可热闹了。可现在她生了这个病，还有这个味道，来的人就渐渐地少了，现在的家冷冷清清。"老爷子边说边哽咽道："这还不是最难受的，最难受的是她这么一个爱干净的人，平时见不得灶台油腻，地面积灰，就连抹布都洗得白白净净。现在要她忍受伤口的臭味,裤管的湿漉,她怎么能受得了啊!"

交谈中,我对李阿姨有了进一步的了解。原来李阿姨右下肢深静脉血栓伴溃疡形成已一年有余,辗转过各大医院,也寻找过偏方,但就是反反复复不见愈合。

"慢慢会好起来的! 脚好了,一切都会正常的!"我安慰着李阿姨。

转眼来到了冬天,李阿姨伤口渗出减少,异味消失,原来一个大的融合的创面分化成 4 个散在的伤口,而且总面积也缩小了。"李阿姨,你看啊! 原来的一个大伤口,变成了四个小伤口,伤口中心还有新生肉芽组织呢,愈合有望啊! 加油!"我一边比画着伤口一边说。李阿姨身体向前凑了凑,斜眼瞄了瞄伤口,虽然没有说话,但是一直下垂的嘴角此刻上扬了。

"好了坏,坏了好,就是不全好……"李阿姨自言自语,有气无力地说着,"废了,废人一个了!"接着她又是发出一声长长的叹息。

"那不一样哦,以前从来没到过这个程度哦! 肯定会好起来的!"老爷子握紧李阿姨的手,又转向我说:"你不知道哦,我老婆子很能干的! 家里家外都是她在打理,以前我的任务只是上班,其他的都不用操心,而且每天出门有早饭,回家有热菜……"转头,他又对着李阿姨说:"等你好了,我又可以享福喽!"说着说着,老爷子脸上溢满了笑容。

"是的是的,我们一起努力,一定让伤口愈合!"我笑着给李阿姨比画了一个加油的手势。李阿姨也给我回应了一个笑脸,这个笑容虽然看着有些尴尬,但却是认识李阿姨以来从她脸上看到的第一个明显的表情变化。

突然有一天,电话铃响起,是老爷子,他急吼吼地跟我说李阿姨的伤口今天渗出有点多。我建议李阿姨提前来医院查看伤口。打开伤口后我发现渗出确实比前几次多了,并且在清洗伤口的时候,伴随创面易出血,且出血量较多,颜色鲜红。我问道:"李阿姨,最近有复查过凝血指标吗? 在正常范围吗?"一旁的老爷子支支吾吾地回答我:"你李阿姨说了,最近伤口长势挺好的,拖个十天半个月的不要紧的,这不,到现在还没查呢!"听完这话我有些无奈,说道:"李阿姨啊,我之前和你说过的是不是又忘了,你长期口服抗凝剂,定期复查凝血指标、及时调整药物剂量与你的伤口愈合密切相关,不可大意!"看着李阿姨再次锁紧的双眉,到嘴边的责备被我咽了回去,我又说道:"我帮你联系医生,先查一下凝血指标,再调整药物剂量。看今天的样子,可能是药物剂量大导致出血多了。"

经调整药物剂量和更换换药方案后,创面出血量减少,渗出也控制在适度范围。

春节期间李阿姨来医院换药,除了有老爷子陪同外,她儿子也来了,李阿姨高兴极了,笑得眉眼弯成了月牙儿,嘴里还不停地叨叨:"小蔡,今天是我要求儿子送我来的,以前他要送我,我死活不让,就是怕弄脏了他的车。我也不打车,怕影响别人生意。现在不一样了,我伤口小了,也没散发臭味了,最关键的是裤管不湿了,我可以放心坐他的车了。"她看看我,继续说道:"小蔡,你知道吗! 以前啊,我最怕冬天出门了。每次去换药,都要步行、坐公交、坐地铁,来回倒腾,一个来回就要花大半天时间。我每次都是干爽爽地出医院,湿漉漉地回家。冷风吹着湿润的裤管,那是真的冷,是冷得可以发抖的那种……"李阿姨的眼里闪着泪光,声音也跟着抖了起来,随后又拭了拭眼角,说道:"现在好了,在家门口的医院就能换药,离家近,医生技术还好,今年冬天终于不冷了!"李阿姨伸过手,拉着我的手说:"你摸摸,今年冬天我最暖!"李阿姨的话匣子像是一个泉眼,仿佛要把这一年来憋着的话一股脑儿地抖干净。我疑惑地看着李阿姨,觉得她说的话有点夸张,我回家用半干的毛巾裹着小腿在户外走了一圈,只是一小会儿就觉得腿上很凉,我想起李阿姨每次去换药都要在外面待大半天,那是要冷得发抖的!我瞬间有点感同身受了。

在李阿姨的整个康复过程中,我也逐渐成了她的朋友。我们不仅是护患关系,还建立起了一种深厚的信任。每次看到她在治疗中努力坚持的模样,我都感到一种莫名的骄傲和喜悦。

春天终于来临,带着温暖和生机。在这个时候,李阿姨的伤口彻底愈合了,只留下了淡淡的瘢痕。她重新找回了笑容,而那句"今年冬天我最暖"也变得更加真切而有力。这个冬天对于李阿姨来说,不再是寒冷和孤寂,而是一个充满希望和温馨的季节。

在治疗过程的最后,我和李阿姨一同回顾了这段漫长而不易的康复之路。她感慨地说:"其实,真正的温暖并不仅仅来自外部的温度,更来自内心的坚持和对生活的热爱。谢谢你,小蔡,是你让我重新感受到了生活的美好。"

这段故事并非只是关于一位伤口患者的康复经历,更是一段关于生命力与坚持的故事。通过这个过程,我深刻地体会到,作为医护人员,我们不仅仅是治疗疾病的工作者,更是陪伴患者走过人生起伏的伙伴。每一位患者都有着自己的故事,每一次康复都是一次生命的奇迹。

在李阿姨的故事中,我看到了医学的力量。

（蔡秋凤）

赠人玫瑰，手留余香

善良是一种信仰，不是看见了才相信，而是相信了就会看见。三毛也曾经说过："岁月极美，在于它的流逝。春花、秋月、夏日、冬雪。"人生的来来往往也是如此，从最心动的相遇，到最不舍的离别，光阴轮回，生生死死，用尽一生去讲述属于我们各自不一样的故事。生命中也总有一些人，陪伴着羸弱的生命，守望着内心的执着，依偎在时光里，让彼此都相信，在与不在，都会让彼此安心，留下最长情的故事。

初见顾阿姨是在一家私立康复医院，她是李医生辖区内的患者，我跟李医生走进病房时，就看到一位瘦瘦的、脸色苍白的阿姨躺在病床上。我走上前去打招呼："阿姨，你好呀！我姓杨，你可以叫我小杨。"可能是因为当时顾阿姨身体不舒服吧，她没有回应我，只是看了我们一眼。李医生问了顾阿姨的病情，康复医院的医生说顾阿姨身上有压疮。当护工阿姨掀开被子的时候，一股恶臭就扑面而来。当时就看到左髋部、尾骶部有两个碗口那么大的压疮暴露在那里。我检查了一下顾阿姨全身，大大小小的压疮总共有15处，这让我感到特别惊讶。后来顾阿姨的床位医生告诉我们顾阿姨离异了，只有一个儿子，她有精神类疾病，一直住在精神卫生中心，之前因为感染了新型急性呼吸道传染病，被转到上级医院治疗。大致了解了情况以后，我们联系到顾阿姨的儿子，希望他能让顾阿姨转到我们医院,由我们"护创玫瑰"团队接手,再进行下一步的治疗,顾阿姨的儿子同意了我们的提议。

等到再次见到顾阿姨的时候是 3 月初,她还是跟我之前见她的时候一样沉默寡言。我一边换药一边跟她聊天:"顾阿姨,你还记得我吗?"她也不回答就这么看着我。我又接着说道:"我是小杨呀。"她还是没有回答。她在我们医院的第一次换药就在我一个人的"自言自语"中结束了。

第二天,我一进去就喊她:"顾阿姨,我又来了。"这次她终于开口了:"嗯,你是谁啊?"我连忙说道:"我呀,小杨呀,顾阿姨,你也可以叫我娇娇哦!"顾阿姨听完后,说道:"嗯,娇娇,那你可以叫我小顾。"我笑着说:"那小顾,你年轻的时候肯定是一个大美女吧,现在都好漂亮的。"顾阿姨很开心地笑了,这也是我第一次看到她笑,她说:"我年轻的时候喜欢化妆和听歌。"我问道:"你喜欢听什么歌呀?我明天给你换药的时候放。"顾阿姨回答道:"《酒干倘卖无》和《冬天里的一把火》。"我笑着说:"好的,我答应你,明天放给你听。"第二天的换药在聊天中结束了。

第三天,我刚进病房门口,顾阿姨看到我就先打招呼了:"Hello!娇娇。"我笑着打招呼:"啊呀,小顾,Hello 啊!你还会英语呀,那我以后是不是还要用英语跟你交流呀?小顾,我昨天答应你,要给你听歌的,我可没有忘记哦!"听到我这么说,顾阿姨像个开心的小孩。我音乐一放,她就跟着一起唱了起来,也特别配合我。当我换好药准备要走的时候,顾阿姨主动跟我说:"娇娇,See you tomorrow!"我也用英文回复她:"See you!"

日子就这样一天天过去了,顾阿姨身上的压疮已经愈合了 12 处。可是老天好像总喜欢跟人开玩笑,顾阿姨突然高烧不退,经治疗后不见好转，需要转至上级医院治疗。当救护车来接顾阿姨走的时候，我们依依不舍，我一直安慰着她："小顾，没事的，肯定会马上回来的，你可不能把我忘记了呀。"高烧不退的顾阿姨点了点头，嘴角动了动，但没有发出任何声音。

原以为顾阿姨这次会熬不过去，但是在顾阿姨转至上级医院的第八天，她的儿子给我发来微信，顾阿姨的身体状况已经基本稳定，医生说可以转回社区医院治疗了。当我收到微信的时候，心里特别激动。

在收到微信后的第三天，顾阿姨终于又回来了，救护车将她送来的时候，我就像是去见一位很久未见的老朋友一样，看到她时我迫不及待地问她："小顾，你还记得我吗？"她立刻回我道："当然记得啦，你是娇娇！"我听完高兴地夸她："没错，小顾，你很棒啊！"顾阿姨听到我表扬她，笑得跟小朋友一样。

在后面的日子里，顾阿姨有时候会像小朋友一样让我给她买饮料喝，有时候会撒娇跟我说医院的餐食不好吃。而我也总会满足她的需求。

经过四个月的治疗，顾阿姨身上 15 处压疮全部愈合了，当最后一处压疮愈合时，顾阿姨对着我竖起了大拇指，说道："娇娇，Thank you！"我笑着说："小顾，这是我应该做的呀。"

"爱在左，同情在右，走在生命路的两旁，随时撒种，随时开花，使得这一径的长途点缀得香花弥漫，使穿枝拂叶的行人，踏着荆棘，不觉痛苦；有泪可落，也不是悲凉！"冰心写的这段文字，大概就是我做伤口护士的意义吧！一路播种，一路花开。赠人玫瑰，手留余香。

（杨天娇）

"是谁动了我的伤口"

那一年的 12 月初,是我第一次见到 85 岁的患者李老伯。

那天我接到了综合病区护士长的电话,病房里收治了一位需要伤口专科会诊的患者,于是我立即放下手中的工作赶到病房。原来李老伯情况比较特殊,他的老伴已经去世多年,在养老院他已经住了八年多了,这次因为双腿肿胀治疗一个月无效,特地联系了我们中心的家庭医生,通过绿色通道住进了病房。初见李老伯时他一直沉默寡言,也许是因为双腿长期裸露在外,自觉丑陋而感到自卑。因儿子的鼓励,他抱着试试看的心态住了进来,希望住院后能对他双腿的恢复有所帮助。

在儿子的陪伴下李老伯被推进了病室。病区责任护士小杨热情地接待了他们,并协助办理入院手续。看到李老伯行动不方便,小杨主动帮忙推轮椅到病房并妥善安顿好他的行李,同时协助他熟悉周围的环境,向他介绍入院注意事项、病房制度、护士长、病区主任、床位医生等,完成了入院宣教工作。他儿子也签署了相关告知同意书。尽管病区护士们都很热情地接待他们,但是整个过程李老伯依然寡言少语。

床位医生李医生接到通知后第一时间来查看李老伯的病情。李医生详细询问了李老伯的儿子关于李老伯的病史情况,对他的身体进行了全面系统的检查,观察他的神志、面色、四肢活动及皮肤完整性。护士也按照要求为他测量生命体征、体重等并详细记录，同时了解他的药物过敏史、既往史、家族史等，全面评估李老伯现在的身体情况。小杨及时与食堂联系，根据李老伯的病情为他准备了当天的膳食以及通知他第二天需要做的相关检查。

在这期间，我发现李老伯因幼年得病导致瘸腿而行动不方便，他有高血压病史 20 余年，脉管炎病史 10 余年，平日里不规律口服中成药。因为皮肤破溃，之前的一个多月来李老伯担心伤口碰到水后会加重伤口感染，所以不洗脚、不敢碰触伤口，导致膝盖以下的双腿表面覆盖着厚厚的污垢和血痂，家人也不敢触碰他的双腿给他洗脚，担心越弄越糟糕。李老伯的双腿就这样一直裸露在外，时不时会有些异味发出，让人不敢靠近。这些都导致了李老伯郁郁寡欢，终日躺卧在床，不愿意与人交流。

第二天早上，病区护士们遵照医嘱为李老伯进行了一系列检查，结果显示李老伯为血管闭塞性动脉炎、下肢皮肤感染、下肢深静脉血栓形成、高血压 3 级。在根据医嘱给予相应的治疗后，责任护士小杨把纸质版伤口专科会诊单提交了上来。当我来到李老伯的病床前时，看到沉默不语的李老伯，我的内心一下子充满了同情。我俯下身想耐心跟他交流，试图打开他的心扉。我跟他说他腿上的伤口还是可以治疗的，但万万没有想到此时的李老伯还是不愿意配合。只见他仰天深深叹了口气，说道："之前是让专家治疗过的，不是也还没好吗？我不相信这次会有用。我的脚是治不好了，就随它去吧。"他反复强调不相信专家。我试图说服他，想让他起床，先用温水帮他浸泡、清洗他腿上厚实的痂印，以便查看伤口的具体情况。但是李老伯很抗拒，无论我怎么说，他始终都不愿意配合。考虑到李老伯的身体状况，我也希望给他点时间接受，我没有放弃,准备下午抽时间再和他沟通。

下午当我再次来到病房的时候,没想到李老伯还是这个态度,不愿意以温水泡脚,平躺在床上不肯起来。此情此景,科里的护士们面面相觑,不知如何是好。而我则有些左右为难,倏忽之间,我想起了之前伤口护理培训时的课件,决定用案例图片尝试打开李老伯的心门。很快,我将一张张不同类型伤口愈合的图片展示在李老伯面前。时间就这样慢慢过去了……15分钟后,李老伯看到我真诚的态度,终于答应尝试治疗。我立即扶他起来,协助他坐在椅子上,保证他的安全。护士们则及时帮忙拎过来两桶温水,我一边帮助他浸泡双脚,一边跟他聊天。整整20分钟后,从李老伯逐渐舒展的笑容里我感受到浸泡双腿带给他的舒适感。随着双腿皮肤污垢的清洁,李老伯腿上的伤口也逐渐显露出来。虽然李老伯双下肢水肿,左下肢胫骨前区域肿胀明显,但是却可以清晰地看到他的双下肢仅两侧各有面积约 4 cm×4 cm 的皮肤破损。除了伤口处有脓性液体渗出之外,其余部位则未见明显伤口,伤口并没有我想象中那样严重。根据李老伯双腿的伤口情况,我准备采取循序渐进的办法渐渐除去李老伯腿上的污垢和血痂,直至李老伯伤口愈合。

从这天开始,李老伯最享受的时刻就是我们为他换药的时间了。我每日在给李老伯双腿的伤口换药前,一定会先给他一边用温水浸泡一边擦拭按摩20分钟,然后用纱布创面敷料、液体伤口敷料等为其耐心涂擦和包扎。一天、二天、三天……随着时间的流逝,七天后李老伯双腿的污垢和血痂已经完全清洗干净,而当伤口逐渐愈合的时候,李老伯尘封已久的心门也彻底打开,笑容再次出现在了他满是皱纹的脸上。每次我走进病房或去探望或去换药时,总能听到他主动地招呼,"总护士长,您又来看我了!您快看看今天我的脚是不是又好多了？"

　　那天我还是像往常一样去病房给李老伯换药,恰逢他的儿子来探望。当揭开纱布的那一刻,儿子看到李老伯双下肢已经治愈的伤口时,非常感动,连连说:"谢谢你们! 谢谢你们! 那么长的时间以来,我们都不敢碰他的双腿! 是你们治好了我父亲的脚,也给了他很多的欢乐! 真的谢谢你们!"是啊,经过 14 天的努力,不仅治愈了李老伯的双腿,更给了他很多的自信与快乐。如今,李老伯还住在我们病区,逢人就夸我们这里的治疗和护理水平高! 后来病区里又收治了一名相似的病例,我也用同样的方法为其换药并与他沟通,伤口也同样得到了愈合。

　　李老伯伤口的恢复成了我伤口专科护理过程中永远难以忘记的回忆,让我对专科护理有了更深的认识,也更加珍惜护士这份职业! 从专科到专家我还有一段很长的路要走,但是我相信,我一定可以用专业知识来为患者排忧解难,因为这是我作为白衣天使的神圣职责。

　　护理工作是简单而平凡的,但却使我具有极高的职业荣誉感和责任感。作为医疗团队的重要一员,护士是患者在医院里最直接的接触者,不仅需要具备良好的人际交往能力和沟通能力,学会理解患者、尊重患者、善待患者,了解患者的需求、提供必要的支持和安慰,还要承担照顾患者、提供基本护理服务和支持医生诊疗等重要任务。护士是一份充满挑战的职业,护士的成就感和职业价值来源于患者恢复健康,或者使患者由于受到照顾而感到舒适和获得安慰。我为自己身为一名护士而感到骄傲!

（张　雪）

谁解慈母心

都说医院是看尽世间冷暖的地方，从晨曦微露到夜深人静，从热闹的诊室到寂静的病房，患者与家属、医护人员与患者，关于爱的故事，无时无刻不在发生，交织成生命的奏鸣曲。岁月如歌，青春作赋，白衣飘飘，作为患者的守护者，我能做的是有限的，但爱却是无限的，他能抵挡世间无常，也许是一句句温暖的话语，就能唤起一个人对生命的热爱。

一天，护理病区迎来了一位特殊的患者，她就是张阿姨。那时，张阿姨因乳腺纤维腺瘤在某三甲医院先后做了两次手术，由于当时伤口情况比较糟糕，医生建议住院治疗。第一次手术后因伤口处出现排异反应，导致伤口感染而迟迟未能愈合。不得已又进行了第二次手术，将伤口内不新鲜的肉芽组织和脓液进行了彻底的清理。然而，第二次清创手术后，伤口愈合还是不太理想。来自身体不适和经济困难的双重压力，她一度产生过消极的想法，甚至觉得连大医院都治不好的病，没有什么希望了。正在一筹莫展之时，她偶然间在一次和邻居的闲谈中得知，亭林镇社区卫生服务中心有个伤口造口护理团队，有专门处理各类伤口的专业人员。就这样，张阿姨抱着试试看的态度，住到了四病区二床，成了我的病患。

接下来的日子需要每天通过换药来观察和评估伤口情况，采用无菌技术清除伤口内分泌物、去除坏死组织,根据伤口情况调整敷料的使用,促进肉芽和上皮组织生长,最终达到伤口愈合目的。护理人员需要详细了解患者的病情,对患者的伤口进行彻底清创、反复冲洗、药线引流等治疗。在对患者进行对症处理的同时,还要通过不断的鼓励,使其建立信心。

星空下的病房,就像一个安静的小世界。医疗机器的低声哼唱,安瓿瓶的清脆裂音,医护人员的轻声细语……这一切,似乎在诉说着一个有关守护与陪伴的故事,让夜晚的病房都变得特别温柔。那天,我和往常一样,来为张阿姨做晚间护理。气氛有些凝重,张阿姨一直眉头紧锁、少言寡语,家属也是面带焦虑、若有所思。等药换好了,我拉了把椅子,坐了下来,尝试着和张阿姨搭话:"阿姨,您今天有什么不舒服吗?"张阿姨欲言又止,犹豫了片刻,说道:"郭护士,你说我的病什么时候能好?以后会不会有什么影响?"我瞬间明白了张阿姨是在担心自己的病情。我微笑着轻声安慰她:"阿姨,您不用太担心,您这是乳腺纤维腺瘤术后感染,不是什么大病,像您这个年龄段,这样的病例挺多,现在手术做完了,只是愈合期间有些感染,我们会精心护理的,您就放心吧。您只需要好好配合,放松心情,很快就可以出院了。"

虽然我的话似乎让张阿姨稍微安心了些,但她还是眉头紧锁。于是我试着引导她:"阿姨,您是不是还有别的担忧?可以和我聊一聊,说不定能帮上忙。"也许是轻柔的话语打动了张阿姨,她终于说出了心里话:"我是怕我回家后不能干活呀!我的孩子念书该怎么办呀?"听到这里,我立刻明白了,这时的她完全是一个担心孩子未来的妈妈,而不仅是一个普通的患者。我接着说:"阿姨,入院的时候我见过您女儿,您的女儿都很大了,还担心什么呀?"张阿姨说:"你不知道呀! 我家有两个孩子呢,你看到的是老大,在四川读研究生呢,是个211院校,还要继续考博士。我还有个儿子,今年9月份也要上大学了,考的吉林大学医学院!"我用崇拜的语气说:"呀! 阿姨,您的孩子们真优秀,阿姨您真有福气啊! 您是怎么培养的呀? 我得向您学习啊!"张阿姨听后脸上立马露出骄傲的表情,笑着说:"有啥可让你学习的,我一个农村人,没读过书,不会教育,都是孩子们自己努力争气。"我说:"阿姨,孩子优秀是好事啊! 您愁啥呢? 是不是怕看病花费太多,给家里带来经济上的困难?"张阿姨无奈地说:"是啊,你说对了! 孩子们现在都需要钱! 我还想多帮他们,没想到却还成了孩子们的负担!"我赶紧劝他:"阿姨,您想想,现在首先得把病看好,有个好身体才能挣钱! 现在这点小毛病很快就好了,不算什么,以后您身体好才是他们的福气! 您看孩子们都那么优秀,将来都会好好地孝顺您,不知道有多少人羡慕您呢!"听了我的话,张阿姨开心地说:"郭护士,你说得对! 我自己胡思乱想也没什么用,我就安心地把身体养好了,孩子们也高兴,这样我也能早点出去挣钱。郭护士,我就听你的话了,以后安心地接受治疗!"我连忙说:"阿姨,您能这样想就对了!"张阿姨笑着说:"谢谢你呀! 郭护士,你给我这么一开导,我这状态感觉马上就好了,感觉明天就可以出院了!"我笑着说:"心情好了病才好得快!"

那天我们聊了很久,张阿姨心情也好了很多,看到她重振精神,我心里暖暖的。以后我再去给张阿姨换药时,她的脸上总洋溢着笑容,伤口也恢复得越来越好。

不久,张阿姨要出院了,她特意来到我的办公室,紧握着我的手说:"郭护士,我要出院了,真是特别感谢你,因为你的耐心开导,我才恢复得这么好!"我欣慰地说:"阿姨,我得感谢您对我的认可。

让您早日康复出院,是我的工作职责!"此刻,我们同时张开双臂,给彼此一个拥抱。

谁解慈母心? 每一位母亲都在守护着自己的孩子,而我们医护人员在守护着每一位母亲。当看到每一位病患在我们的精心照料下康复出院时,当看到每一张脸上都写满了对未来的希望和对生命的敬畏时,我明白了什么是慈母心,什么是医者仁心。

有人曾经说过:"医生最大的武器不是刀和药,而是同情心。"医务人员在治愈患者的过程中,除了需要专业技术,更重要的是要有一颗能够感受患者痛苦和无助的心。医务人员作为患者在最脆弱的时刻的依靠,医务人员的每一个眼神、每一个动作都可能给患者带来巨大的影响。

作为一名医务人员,我们每天都迎接着各种挑战,有时候甚至还会被误解,但每当我看到患者因我的努力和付出而露出微笑时,我都感到无比的欣慰。在这个过程中,我体会到了护理的意义,坚定了用专业和爱心去护理的决心。我将如一股暖流,洗涤患者心灵的阴霾;我将如一缕阳光,照耀患者美好的未来;我将一直坚守在这里,为患者的健康和幸福而努力!

（郭晓明）

守护生命花开

　　温暖的阳光透过绿叶繁茂的枝丫，五月，温暖而明媚。但有许多人因为各种原因无法走出门，无法欣赏到这夏至前的春光无限。

　　这天，65岁的吴阿姨来到我们门诊。她严严实实地戴着一只N95口罩，谨慎地观察了一番诊室，确保里面没有其他患者以后她才走了进来。

　　她小心翼翼地走进诊室问道："你好，请问你们医院有没有上门换药的服务，我爸爸不能下床，我们也不敢去医院。我爸爸臀部那里有好大一块伤口，可能是得了压疮。"她声音沙哑，语气中透露着疲惫。我看出了她对于特殊时期就诊的顾虑。

　　于是我问她："阿姨，你有微信吗？你可以关注一下微信公众号——健康静安，上面可以直接预约上门换药服务。"阿姨从口袋里摸出了手机，不熟练地操作着。我见她局促的样子，便询问道："可以把手机给我吗？我来教您。"她犹豫了一下，踌躇地将手机递给我。我用快速手消毒液洗完手后接过手机。我站在她身旁，边操作边耐心地指导阿姨如何预约上门换药。阿姨听得很认真，听完后感激地说道："小姑娘，谢谢你啊！原本我就担心大医院有各种病菌，我爸爸本来就抵抗力差，而且他行动不便，去一趟医院我实在是吃不消。现在你们社区医院可以上门服务，真是帮了我们一个大忙啊！"

　　我微笑着说："阿姨，我能理解你的心情，出门记得要做好防护，勤洗手，回家正确消毒就好了，不用心理压力太大。医生收到你提交的申请后，会及时上门来评估你爸的情况，等医生回来以后我们就会到你家里为你爸换药。上门前我们会电话联系你的，你回家耐心等待就好了。这是我们的电话，如果还有什么问题你可以给我们打电话。""好的，这样就太方便了，谢谢你哦！"在阿姨的一声声"谢谢"当中，我有点不好意思。

　　当天医生在完成评估后告知我们这个患者的具体情况："患者目前是一个尾骶部的三期压疮，大小约5 cm×6 cm，深度大约1 cm。已经散发着浓重的腥臭味，需要及时清创，要不然会往四期发展。"我听到后便想起了那个阿姨脸上的愁容，立马接下了上门清创换药的任务。

　　我准备好出诊所需的物品然后就出发了。虽说是5月，还没到夏天，但是太阳照在身上已经有些热了。我到了阿姨家小区后，阿姨下楼来迎接我。在上楼的时候吴阿姨告诉我，她的爸爸因为脑梗死已经卧床一年多了，以前有个照顾他的阿姨会帮他翻身擦洗，但是那人因家里有事回安徽老家了。照顾他的责任一下就落到了毫无经验的吴阿姨身上。吴阿姨一脸委屈地说："我爸爸躺在床上不能说话、不能动，我也给他翻身了，可是不知怎么就是害得他的伤口越来越严重了。我也不敢带他去医院，实在是没办法了才想着来问问你。我年纪也不小了，照顾他的这些天我是身心疲惫，看到你们能上门来帮他，我真的是松了一口气。"说着说着我们来到了三楼吴老先生的住所。

　　当看到老人的伤口时，虽然对患者的情况已经有了预期，但是真正看到实际情况的时候，我还是有点背后冒冷汗。患者骶骨处的皮肤组织缺失,皮下脂肪暴露在外,伤口处于炎症期,有少量渗液,伤口散发着恶臭。我努力屏住呼吸,强装镇定地取出换药物品。

我虽然不知道吴老先生是否听得到,但我仍然安抚他道:"吴老先生,我等下要把伤口上的脓液清理一下,会有点痛。你忍一下哦,我会尽量轻一点。"我用镊子夹着消毒棉球把他伤口上腐烂的组织和脓液清理了一下,喷上康复新液,在化脓严重的地方加用了庆大霉素,等伤口略微干燥以后再贴纱布覆盖伤口以免感染。

换完药我对着吴阿姨仔细叮嘱道:"压疮最怕潮湿,如果他出汗了要及时帮他擦洗,也要更换湿了的床单和衣物。切记擦的时候动作要轻,避开伤口。如果可以的话买一个防压疮的床垫,可以减少压迫。另外,一定要注意给他补充一些像鸡蛋、牛奶这样的优质蛋白质,营养跟上了伤口才会好得更快。"阿姨边点头边用小纸条记下了。

药换好了,我去窗口那里想透透气。看到了摆在那里即将枯萎的花草,吴阿姨不好意思地说:"之前爸爸喜欢花花草草,最近我在这里照顾他,觉得这里没有生气,我就买了几盆他以前喜欢的花草放在了这里。但是我就是照顾不好它们,我也照顾不好我爸爸,唉……我真失败。"

我拉着她的手安慰她道:"照顾患病卧床的人本来就很困难,再加上老年人蛋白质流失,更容易得压疮。阿姨您没有受过专业培训,能做到这样已经很好了,不要太过自责了,心情不好也会影响健康的。阿姨,您要保重好自己,才能有力气照顾老先生,不是吗? 现在手机的网络功能越来越发达,就医也越来越便民了,以后需要换药直接在手机上操作一下,或者有什么护理方面不会的也

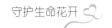

可以线上就医询问我们的医生。"阿姨听了我的话,脸上露出了久违的笑容。

过了一周,又到了换药的时间,吴阿姨这次自己在家里通过"健康静安"平台预约了上门换药。依然是我上出诊班,在去吴老先生家的路上,一家花店门口摆放着许多太阳花盆栽吸引了我。走近一看,小小的一盆并不起眼,一根根枝干细弱但是顶部却开出了色彩亮丽的小花。盆栽边上立着一块广告牌:"扫码入群即送一盆太阳花,新手都能养!花语:勇敢热烈、坚韧坚强、光明"我当时就想到了吴阿姨,就立刻扫码进群,挑选了一盆花开得最漂亮的带去送给了她。我乐呵呵地告诉她:"阿姨,这盆小花送给你。这个花店的店主说了,只要给点水和阳光它就能开花。我觉得你和老先生一定会喜欢的,就带过来了。"她收到花以后非常开心,说:"小张,你真的是太贴心了,太谢谢你了!"她说得我有些不好意思了。我红着脸赶忙把换药的东西拎到吴老先生的卧室,我发现细心的吴阿姨已经把她爸爸的床垫换成了防压疮床垫,身上衣物非常干

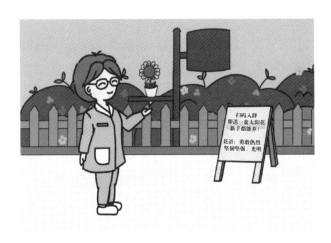

爽。我打开了上次贴的敷料,明显感觉压疮的伤口边缘干燥了,我心里一下子就充满了成就感。我欣喜地告诉了吴阿姨这个好消息,她也很开心。

经过了一个多月不间断地换药和吴阿姨的精心照料,吴老先生的压疮得到了极大的好转,创面慢慢愈合,面积大小由原来的 $5\,\text{cm} \times 6\,\text{cm}$ 减小到 $2\,\text{cm} \times 2\,\text{cm}$,伤口也长出了新的肉芽组织。后面每次上门为吴老先生换药,看到窗台上那盆摇曳生姿的小花,仿佛所有的疲累都会一瞬间散去。太阳花的枝干细细的,一点也不起眼,看似柔弱,却撑起了那么美的花。

在我们街道里,有过许许多多类似的案例,在"互联网+护理"模式下,患者就医越来越便捷,网络成为连接患者和我们医护人员的一座桥梁。我们致力于为患者提供连续、细致、便捷的护理服务,让那些无法走出家门的患者体会到如春天一般的温暖。

余秋雨在散文中写道:"生命是一树花开。"那么,我认为我们医护人员就是那些枝干,虽然不起眼,但无论生命之花是安静或热烈,还是寂寞或璀璨,作为医护人员,我们定当竭尽全力,守护每一朵生命花开。

（张 盈）

关爱从"看见"开始

曾经有人问我，作为医院里的医护工作者，在你的职业生涯中是否能体会到职业的获得感？

我想，答案当然是肯定的。

在这里有与我并肩作战的医护战友们，也有我护理过的那些病重的患者们，他们曾一度饱受病痛折磨，身心疲惫。而我作为见证者和护理者，"看见"并且鼓励他们战胜病痛，帮助他们恢复健康，使他们重新燃起对生活的希望，看着他们回归到正常的生活，我想这便是作为一个护理人最值得骄傲和欣慰的事了。在这里我想分享一个真实的案例。

71岁的王叔叔是一位患有多年糖尿病的患者，由于糖尿病足溃烂感染，不得已左下肢被截肢。然而，截肢后的左下肢，伤口久不愈合。为了使他更好地接受治疗和护理，家庭医生将他收治到我们医院的康复病房。

入院时，王叔叔不愿和任何人交流。医生和护士们问他时，他也不爱搭理，悲伤和无奈写在脸上。

与王叔叔的沉默相比，他的老伴李阿姨则开朗、热情很多。见到我们都会微笑着打招呼，也会趁我们值班的空隙，和我们聊聊家常，讲述王叔叔这些年的病情、生活作息和服药情况。一提到王叔叔现在的病情，她脸上仍掩饰不住焦虑和难过。

在王叔叔入院一周后，我发现，每天陪伴在王叔叔身边的都是李阿姨一人。于是，我好奇地问她："您那么辛苦，自己身体也不好，为什么不让孩子来帮忙呢？"

李阿姨随后告诉我，因为儿子在国外工作，又逢儿媳刚生了孩子，儿子在国外照顾儿媳，所以这段时间暂时回不来。得知王叔叔退休前是一位中学教师，非常注重自身形象。在学生们的眼里，他是一位内外兼修的好老师。但自从截肢后，他的情绪就变得非常低落，对治疗也不抱有希望，加之平常又爱吃甜食，导致血糖总是控制得不够理想。伤口反反复复不见好转，伤口的疼痛让他彻夜难眠。李阿姨虽然一直陪伴和鼓励着他，但最终疾病的痛苦只能由他一个人来承受。作为照顾者和陪伴者，李阿姨也是束手无策，不知道怎样能缓解他的痛苦。

我深知，截肢和伤口长久不愈对一位正常人的影响，它不仅是身体的折磨，更是心理上的不适。人一旦失去了治愈的希望，悲观情绪同样也会影响病情。

于是，我会趁着每一次发药或者换药的时刻，试着和王叔叔"套近乎"。

"王叔叔，今天午饭吃得咋样啊？"

"王叔叔，今天我换药的时间是不是有点长呀？"

"王叔叔，这两天伤口看着好多了呢！"

……

经过多次的搭话，王叔叔开始正眼瞧我了，也会简单地附和点头了，偶尔还能和我聊上几句。

忽然有一天，在我准备给他换药的时候，发现他在抽泣，他看见我之后马上背过脸去。

我询问他:"王叔叔,今天伤口是不是疼啊?"

虽然他背过去了脸,但哽咽的声音传来了。他说:"唉,没完没了地换药,每一次换药都是在撕扯我的伤口,痛得钻心,什么时候是个头啊!"

"王叔叔,把伤口的坏死组织清理干净,新鲜的肉芽组织才能长出来,相信我,您的伤口很快就会好的。"我目光坚定地注视着他。

"小崔,我知道你们对我好,但是我这个伤口反反复复愈合不了,现在这副样子,什么都得靠别人帮忙,可我不想见任何人!"

"您很不喜欢现在的自己,是吗?"

"我恨死自己了,到现在都不能接受自己少了一条腿,我很无助。儿媳生了孩子,儿子有俩孩子要照顾,这个节骨眼上,我非但帮不上忙,还连累了家人……"

"看得出您很爱您的家人,能说说您的家人吗?"

王叔叔的脸渐渐转了过来,脸颊上有几道泪痕,眼睛里却满是温和。第一次我看到了王叔叔平和的姿态。我随即递上纸巾,王叔叔擦拭了一下眼泪,继续说道:"我们一家人一直是街坊邻居们羡慕的对象,儿子从小就是亲戚朋友眼中别人家的孩子,他从985大学毕业后又去国外读了研究生,之后就留在了国外工作。儿媳妇也是上海人,生了两个孩子,大孙子就是我带大的,那时候一家人在一起,日子过得平平顺顺,非常幸福。"

"哇,好幸福的一家人! 您儿子事业有成,婚姻幸福,且有孝心,如果儿子知道您现在每天不开心,他远在国外帮不上忙,肯定很着急的吧?"

"是的,儿子今年为了我的病从国外回来陪了我半个月,工作也耽误了。你阿姨也上年纪了，来回为我忙活，累得腿痛，我成了他们的负担。"

"王叔叔，要是您不成为他们的负担，会怎么样？"

"要是好点了，儿子也不用担心，你阿姨也不用像现在这么累，多好啊！"

我安静地倾听着，微笑着告诉他："王叔叔，虽然我们是社区医院，但是我们的伤口护理门诊里都是经过培训的专科护士，也有和三级医院一样的新型敷料。您知道吗？社区很多的糖尿病足都在我们这里换药。您的伤口治疗计划是由我们伤口专科护士制订的，我们的糖尿病专科护士也针对您的血糖问题制订了个性化的健康处方。您看您最近的血糖水平是不是稳定下来了？相信我们，这样双管齐下，您的伤口很快就能愈合的。"

王叔叔佝偻的背，一下子坐得直直的，眼里忽然就有了光，说道："小崔，我唯一的希望，就是能够自力更生，不拖累家里人！"

我鼓励他："肯定有希望的，王叔叔，只要您积极配合我们的治疗，相信病情很快就能得到控制，伤口也很快就能痊愈。"

在接下来住院的日子里，王叔叔有了可喜的变化。在医生、护士查房的时候，他不再是唉声叹气，他的眼神渐渐变得温柔起来，对换药也不再抗拒。几次换药下来，我发现王叔叔很坚强，也很健谈，是因为疾病才让他变得沉默寡言。看着伤口逐渐好转，王叔叔也更加积极配合，包括合理饮食和配合康复锻炼。经过一个多月的治疗，王叔叔即将康复出院了。

在离别之际，我拉着王叔叔的手说："如果您用一个词形容一下现在自己的这种状态，您会怎么形容呢？"

"轻松，现在的我，整个人都放松下来了！长时间的疼痛和麻木让我身心俱疲,那段时间里,我仿佛置身于无尽的黑暗中,看不到希望。经过你的鼓励,我知道为了自己和家人,我必须要改变。能从焦躁、痛苦的情绪中走出来,以乐观的态度面对疾病,真好!"

王叔叔脸上绽放的笑容,就像一股新生力量,重新燃起了对生活的希望。

大约在王叔叔出院后的第二年,有一天,我在一家超市里偶遇了他们。虽然出院后的王叔叔仍需要代步工具才能出行,但坐在轮椅车上的王叔叔,依然掩饰不住见到我时的激动。他跟我聊起他出院后的日子,依然受到我们医院伤口护理门诊的关爱,他加入了伤口护理的微信群,只要有伤口的任何问题,都可以直接在群里咨询。

"我现在还申请了家庭病床,医生和护士每周都会上门看我,监测血压和血糖,帮我开药。现在我血糖稳定了,认真吃药并全力配合治疗,老伴也放心了。"

我深深地感受到了叔叔的喜悦心情,也看到李阿姨脸上的疲惫感消失了,看得出来他们是发自内心的开心和幸福。是家人的爱感动了王叔叔,他们都在为彼此默默地付出。我们获得的不仅仅是患者对治疗和护理的配合,更是对我们工作的认可。帮助他人,让他们感到幸福和快乐,同时让我也得到无与伦比的成就感。护理的本质就是帮助他人,这种责任感和使命感让我累并快乐着。对我来说,这是一个成功的开始,在疾病面前,有时我们无法阻止疼痛,但我们随时都能握住患者的双手,倾听每个生命的故事。有时候我们需要做的,也许不是从事实出发的"为你好",而是发自内心的"我懂你",逐渐搭建起信任的桥梁,构建和谐的护患关系。我们要走进患者的心里,"看见"患者每个行为背后更深层的心理需求。

我希望可以成为帮助像王叔叔这样的人站起来的那根"拐杖",支持他们重新站起来,继续感受这个世界的美好。

关爱,从"看见"开始。愿更多的"王叔叔""李阿姨"们都能老有所依,病有所医!

（崔　婷）

爱在延续

"你把爱留在每个人心里,很快就长出了爱的传递"是殷瑛的一首老歌里的歌词,唱出了我此刻的心声。从事社区伤口护理以来,有欣喜、有沮丧、有期望、有疲惫,但那股无时无刻不在延续着的爱最能动人心弦,也是这延续的爱一直激励着我坚持在伤口护理工作的第一线,帮助更多的社区患者解除病痛。

在这些年间,王阿婆的案例一直令我记忆犹新,她是一位95岁的高龄患者,因脑卒中瘫痪整整13年,一直是家庭医生签约的重点管理对象。因为缺乏专业的照护技能和压疮预防知识,所以伤口一直愈合得不好,而且反反复复,甚至身体状况也在持续恶化。王阿婆的家庭医生徐医生得知我们专科护理组有管理伤口的经验,赶忙打来求助电话。综合考虑老人家居住较远,离我们医院有10公里的路程,且行动不便,我便安排了出诊服务。

虽然在前期评估时已经向徐医生大致了解了患者的病情,但是第一次上门出诊时,患者的情况还是令我惊愕不已!王阿婆长期卧床又插着胃管,骨瘦如柴,显得毫无生气,眼神中充满了无助和哀伤,且因脑卒中而失去了言语功能,疼痛难受时只能呻吟。她的下肢关节全部僵硬性挛缩,导致身体长期呈蜷缩状,所有的骨突部位或多或少都有压疮,需要我们专科护士管理的伤口多达7处,分布在髋部、骶尾部、足跟处等,尤其是骶尾部的伤口已经深度腐烂,不断流出恶臭无比的脓液,其他小点的伤口也都已露骨,如此繁多又严重的伤口,让我触目惊心!

面对患者病情的恶化,阿婆的子女们也束手无策:"近几年,我们一直在四处求医,各种药膏都用上了,但是依旧反反复复不见起色,甚至越来越严重了。"我安抚他们:"导致王阿婆出现这种伤口的原因很多,想要治愈不仅要控制阿婆自身的疾病、改善营养不良,还需要平时细心照护,缺一不可。放心吧,我和徐医生会一起商讨适合阿婆的治疗和护理方法,结合你们的照料,她的情况会慢慢改善的。"安慰之余,我也向他们介绍了一些能获取伤口护理知识的渠道,并邀请家属来参加我们医院举办的有关伤口护理的学习讲座,这样在日常生活中也可以避免伤口产生或恶化,提高治愈效率。

王阿婆的子女都十分孝顺,为了让王阿婆住得更舒适,在阿婆的卧室里装了空调,卫生间里的设施也很齐全。虽然卧床多年,但她周边的环境都非常整洁。殊不知这么多的伤口,在密闭的空调房里根本去不掉腐烂的臭味,整个房间都充斥着一股异味。我第一反应就是去开窗通风,阿婆的媳妇立马阻止我:"不行啊,我婆婆她体质差,很容易着凉的。"我没有停止手上的动作,而是告诉她注入新鲜空气对患者的重要性,以及如何避免直流风和更换衣裤时的保暖事宜。看着她欲言又止的表情,知晓她对我的话半信半疑,我也没有再加以强调,根据我以往的经验,宣教必须要循序渐进。

针对王阿婆的病症及营养状况,我选择了创伤最小的自溶性清创方法。即使没有做复杂的机械清创,但对王阿婆来说,一个小小的体位改变就已经让她呻吟不断,何况还要清理伤口,真是痛苦不堪。为了减少患者的痛苦,我全程减缓换药速度,尽量选择合适的体位来提高阿婆的舒适度,大大小小的伤口处理下来,花了将近一个半小时。而且因阿婆蜷缩的特殊体位,我的换药工作进行得非常困难,等处理完伤口,我整个人腰酸背痛,累得够呛。

在换药过程中,我也注意到床上有着大大小小的软垫,我赞许他们:"这些垫子是自己做的吗? 很有心啊! 就是用的方法不太对。"接着我针对各关节及骨突处如何减压做了示范。在我调整了软垫的位置后,阿婆露出了舒展的表情。阿婆的儿子直呼:"妈,这样子适宜嘞。"接着我又根据阿婆的鼻饲情况,指导有利于伤口愈合的高蛋白、富含维生素的饮食。阿婆的儿子很认真地听着,对于我的叮嘱非常重视,甚至在我离开时还要复述给我听,家属能全力配合使我深感欣慰。

王阿婆的出诊服务由我全权承接,每次上门服务,除了给伤口换药,我也一直关注着阿婆的照护情况。随着我的深入指导,阿婆的营养状况得以改善,7 处伤口的基底先后慢慢变红,冒出了新鲜的肉芽组织。王阿婆也终于露出了久违的笑脸,时不时地跟我"咿呀咿呀"几句,我也会跟她聊聊天,夸她几个子女孝顺。每当这个时候,阿婆的眼睛就会眯成一条缝,仿佛是两颗弯弯的月牙,让人感到无比的温暖和亲切。

阿婆的子女很感慨:"我妈住院了很多次,每次住院都是大动干戈、劳心劳力,却都没有哪位能这么亲力亲为教会我们如何照顾她,要是能早点遇到您就好了。"我也感慨从来没有遇到过这么好学又孝顺的子女。从她小女儿的话中得知,他们从小就父亲离世,是她母亲独自撑起一个家,就靠着农活把他们几个拉扯大,小时候的日子过得尤其艰难,好不容易子女们都长大了,母亲却病倒了。即使王阿婆瘫痪了 13 年、失语了 13 年,母亲依旧是他们家的精神支柱，相亲相爱、不离不弃，这何尝不是王阿婆给孩子们的那份爱在延续呢！

正当我们都期盼着伤口彻底愈合时却接到了噩耗，王阿婆还是由于其他疾病因素而突发重病离开了人世。半个月后的一天，王阿婆的子女们一起来到了我们社区医院，将表达谢意的锦旗送到了中心办公室，他们的第一句话就说："半年来您坚持帮我妈换药，就是亲生的也做不到！"阿婆的大儿子也很感慨，他说："我母亲年轻时是很爱干净的一个人，最欣慰的是让我老母亲体面地离开了这个世界！"还向我们院长表示："感谢领导培养了真正为老百姓解决难题的专科护士！"这出乎意料的来访令我感动了许久。其实，在管理王阿婆伤口的整个过程中，无论是在伤口护理还是在健康教育经验积累上我都获益颇多，可以算得上是最大的受益者，反而应该是我要向他们表示谢意。

时隔半年后我经历了一次肺部大手术，而令我万万想不到的是，当王阿婆的子女得知消息后，她的 5 个子女一起来到病床旁探望我。那一刻，我热泪盈眶、感动不已！正是王阿婆的爱让我们之间的医患关系升华为亲情关系，让我们彼此相爱、相守。我仿佛又看到了那个瘦弱的身影，她撒下了大爱的种子，不仅开出灿烂的花，还结出丰硕的果实，让我感受到了爱在传递。

王阿婆的故事已经画上了句号，但爱一直在延续。这份爱至今还一直激励着我，激励着我们伤口护理组的每一位成员，将爱源源不断地传递给患者，让我们的爱在世界不断延续。因为大爱无疆、真爱永恒！

（马　英）

你的成全，我的治愈

十二月的上海，北风呼啸，寒风刺骨。窗外的枯枝被风吹着发出窸窣的声响，来往的行人裹紧着身上的棉衣，匆匆地赶回家。

"你好。"那天我在伤口护理门诊值班，站在治疗台前正清理用品的我听到声音后立刻转身。看到我转身后，门口的那位大叔又说道："这是我爱人。"他推着一把轮椅站在那里，表情稍有紧张。轮椅里的人被包裹在厚厚的棉衣里，头微微地低着，看不出表情，脖颈处缠绕着厚厚的纱布敷料，摇摇欲坠，浑身散发着一种沉重的气息……"你好，我们是一个病友介绍过来的，她说你们这里伤口门诊处理伤口很专业。我们从莘庄特地开了一个多小时的车赶过来的，你能帮我爱人看看吗？"大叔焦急地叙述着。

"赶紧进来吧！"我连忙迎上去，协助大叔把阿姨挪到了治疗床上。阿姨蜷缩在床上，无法平躺。近身的那一刹那，扑鼻而来的异味让我明白，这个伤口绝对不是那么简单。果然，随着打开一层一层的敷料，恶臭的气味也随之充斥着整间诊室，阿姨的伤口彻底地暴露在我的眼前：在头部、颈部、胸部有大面积呈菜花样改变的伤口，满目疮痍，口唇肿胀的她估计连说话都很困难，典型的肿瘤伤口，根本无法痊愈。"她是乳腺癌，晚期了，手术也不能做。"身边的大叔向我解释。"我爱人的那个病友说了，你这里很专业，让我们到你这里来换药。"大叔又一次重复一开始说过的话。

看着阿姨的伤口,即使我之前接触过各种伤口案例,但我还是被震惊到了。毫无疑问,这是我碰到过的病情最严重、面积最大的且最有挑战性的肿瘤伤口。了解肿瘤伤口的人都明白,它常伴有化脓、大量的渗液,散发恶臭,还易出血。我调高了诊室的空调温度后,对大叔说:"叔,阿姨的伤口我只能⋯⋯""我知道! 你只要愿意给她处理就可以,我明白的,真的,我明白的。"大叔打断我的话急忙表态。我分明看到大叔的眼眶里湿润了。

准备好了换药用的物品,我仔细思索了一下,结合阿姨的特殊情况,开始小心翼翼地处理起伤口。第一步——清洁伤口,这是最关键的,因为肿瘤伤口稍不慎就会流血不止,所以在处理伤口的过程中,我必须做到动作轻柔,但又要清理彻底,不漏掉每一处。伤口凸凹不平的情况极大地增加了清理的难度。于是,我只能拿着镊子、弯着腰、低着头,一点点地清除坏死组织。有些已经干掉的地方,清理起来更加困难,为了更全面地兼顾到每一处伤口,我没有选择用面积大而粗糙的纱布,而是先用一个一个生理盐水棉球湿敷后,再进行伤口处理。由于清理伤口时间过长,对于已经处理好的伤口同样选择了用生理盐水棉球进行覆盖,这样也大大增加了阿姨的舒适感。时间在不知不觉中一分一秒地流走,一个小时过去,总算把阿姨的伤口全部处理好了。

在第二步如何选择敷料上我却犯了难,根据我的工作经验和以往的案例,我知道由于肿瘤伤口的特殊性,敷料使用后效果都不明显,传统敷料经济实惠,但舒适度不佳;而新型敷料会提升舒适度,但价格昂贵。我把情况和大叔说了后,他立马说:"你不要担心钱的问题,不管多贵都可以的,我们不怕花钱的!"经过和全科医生的商讨以及和大叔的沟通,决定为阿姨使用抗感染的银离子敷料和柔软的泡沫敷料，外固定也选择了一款最柔软且有弹力的纱布绷带。在最后包扎颈部外敷料的时候，我好像听到了阿姨在说话，我有些许迟疑，因为从她来到诊室开始我没有听到她说过一句话，除了一开始把她挪到床上的时候，她可能因为疼痛发出过一声呻吟。于是，我关切地问道："阿姨，怎么了？是绑得不舒服吗？"同时把耳朵靠近，离阿姨距离更近了一些。"我好舒服，谢谢你啊！"我听清楚了，这是阿姨进诊室后的第一次开口，微弱却重若千斤地敲打在了我的心门上。随后，我又仔细和他们说了后期的换药方案，并在伤口居家护理方面给予详细的指导。看着大叔紧皱的眉头终于舒展开来，我也深深地松了一口气……

两天后，大叔的声音再次在诊室门口响起："王老师，我们来了！"这一次他的声音明显是轻快的。阿姨也轻轻地朝我点点头。"王老师，你知道吗？我爱人睡的房间的门能打开了，以前从来不敢开，味道太重了！"换药过程中，大叔轻轻地对我说。这次的换药依然持续很久，但是换药的氛围明显轻松多了，阿姨还会时不时和我聊上一两句。换药结束，阿姨甚至拉着我的手笑了一下。

这一次，考虑到他们路途遥远，在送他们离开诊室的时候，我建议他们可以去家附近的医院换药。"王老师，你不知道，我们跑过太多地方了！我们就想来你这里换药可以吗？"大叔边说边激动地摇头。面对患者的需求，我怎能忍心拒绝呢？我点了点头，说道："谢谢你们信任我。"

"我想死掉。"这是又一次我正在给阿姨换药的时候听到的，我被吓到了，手上的动作也顿时停了下来。明明几分钟前她还在好好地跟我聊天，明明换药过程也很顺利。不等我有所反应，阿姨的声音又再次响起："我想这个时候走掉，好舒服……"我的视线模糊了。"王老师,我想在你给我换药的时候走掉,你知道吗? 每次你给我换药的时候,都是我最舒服的时候……"阿姨每次开口,声音都是弱弱的,语速缓慢,可她的每次开口都能让我体会到自己的强大和无力,我有信念减轻她的伤口给她带来的痛苦,可我对她的癌症病情却束手无策,有心无力。我被巨大的哀伤包围,我只能在专业上精益求精,用自己专业的技术为阿姨处理好每一处伤口。

寒冬的风好凛冽……

"王老师,她走了,她走得很安详,她嘱托我在她走后一定要对你说声谢谢。"一天傍晚,我收到了大叔发来的这条短信。看到短信的那一刻,我不知道该说些什么,仅仅回了他苍白的两个字:节哀! 随后,我又顿觉一松,至少对于阿姨来说,她解脱了,而我让她舒服、安详地走完了人生的最后一程。

面对艰难的挑战,我们无法阻挡,但我们却可以通过提高专业技术来武装自己,成为帮助病患最有效的武器,让患者重新拾起被迫丢失的尊严;面对死亡的残酷,我们无法改变,但我们却可以通过舒心的呵护和专业的护理,让患者残缺的心灵得以慰藉。有时去治愈,常常去帮助,总是去安慰。其实阿姨和大叔对我的肯定于我而言又何尝不是一种治愈呢! 是他们让我变得更加坚韧;是他们让我体会到专业的价值;是他们让我的信念更加坚定,在专科护理的道路上砥砺奋进、一路向前……

冬天都来了那么久了,春天还远吗……

(王晓娟)

你幸福，我快乐

时间一晃而过，取得国际造口治疗师资质证书已有两年有余，2021年金杨社区医院开设了造口门诊，也是我院打造的专科护理特色门诊之一。当时，由于我院只是一所普通的社区医院，且造口门诊又是刚刚开设，不被人们所熟知。因此，那会来院接受造口治疗的患者数量并不多，但是就在这些少之又少的就诊患者中，我却对其中一位患者的印象特别深刻，那是到我院就诊的第一例造口病患，是我接诊的第一位造口患者，也是我第一次将自己在国际造口治疗师学习班上所学习到的造口理论知识在实践中真正运用。虽说这是我第一次接诊造口患者，但初生牛犊不怕虎的我，在对患者进行治疗的时候却一点也不慌张，冷静沉着、不慌不忙。我大胆、细心、专业的操作，让这位首次尝试到社区医院就诊的老年患者认可了我的技术和能力，终于放下了心中的顾虑。正是他的这份信任，也从此让我更加有信心，更加专注于造口护理的研究和实践。

记得那是2021年盛夏的一个早晨，我接诊的第一位造口患者是吴先生。他刚刚经历了第三个化疗周期，显得十分的虚弱。在老伴的搀扶下，他颤颤巍巍地走进了我们医院的造口门诊室，在椅子上坐定后，他依旧斜靠着老伴，一直依偎着她。看到吴先生如此痛苦的表情，我开始向其老伴询问起病情。经了解，吴先生早在一年前身体就曾出现过便血、腹泻等症状,由于前一次体检未检查出指标异常,因而吴先生也就没有把它当回事,想着过一段时间就会好的。但在三个月前,吴先生发现自己便血、腹泻的症状比先前更加严重,而且每次伴有腹痛、脓液,去大医院进行了全面检查,被确诊为三期直肠癌。由于其肿瘤离肛门特别近,医生建议将肿瘤和肛门一同切除,并在其腹壁开一个口,将肠管固定在腹部皮肤上,为其佩戴专门的造口护理工具收集排泄物,但之后造口漏液等问题一直困扰着吴先生,使其精神状况愈发变差了……我静静地听着他老伴的叙述,看着眼前这两位老人,我突然思绪万千。但也就在此时,我的内心却有了一个坚定、大胆的想法,就是尽自己最大的能力,去帮助和服务好眼前这位饱受疾病和心理折磨的老人,唤起他对生活的希望。

于是我整理了一下思绪,开导眼前的这位患者。我动情地对他说:"人的生命是第一重要的,虽然疾病给你带来了不幸,甚至伤害,但造口却是给你的生命带来了希望。其实造口与人的身体是相通的,虽然它有时会给你带来一些生活上的不便,但你要知道,如果你对它好,它也会对你好,你需要帮助的时候,它一定会老老实实的。只要做好护理,造口就是盛开在你腹壁上的玫瑰,我们也一样可以拥有玫瑰般的灿烂人生……"在我的一再鼓励下,吴先生的精神状态明显比刚来时要好多了。于是我趁热打铁,在征得他的同意后,和他老伴一起将他慢慢扶上诊疗床,并在其头部下方放上枕头,腰部垫上治疗巾,调整好他的体位。随后,我迅速来到治疗室准备好棉球、干纱布、温水、造口用品(造口袋、造口测量尺、防漏膏、造口粉、皮肤保护膜)、剪刀、垃圾袋等物品,接着便开始为其更换造口袋。为了不让患者过度紧张,我的每一个操作都非常小心,还时不时向其家属说明更换造口袋的一些注意事项,并要求家属务必做到以下几点:首先,更换造口袋一般最好选择在清晨没有进餐之前,更换时可以用棉球或纱布暂时堵住造口,以免排泄物流出。其次,更换后让患者平卧 30 分钟,并用手多按压一会底盘,使底盘和皮肤贴合紧密。底盘不能过大也不能过小,过大会使皮肤长期与排泄物接触,易出现刺激性皮炎;过小会压迫造口,影响排泄物流出和造口的血液供应。再次,造口底盘不能更换太频繁(一般四到五天更换一次),在撕下造口袋时,做到动作轻柔,避免损伤皮肤。若出现造口并发症,应向手术医生或专业造口师寻求帮助。最后,造口袋一定要存放在干爽的室温环境下,避免高温(40 ℃以上)、低温、潮湿或阳光直射。

就这样,吴先生在我院的第一次造口袋更换顺利结束。但在吴先生回去后的第四天,吴先生的老伴却一早给我打来了电话,只听到在电话那头吴先生的老伴焦急地说着:"我都试了好多次了,可造口底盘就是剪不好……"原来是吴先生的老伴在裁剪造口底盘时遇到了困难,想通过电话寻求我的帮助。在简单了解情况后,我一方面安慰她不要着急,另一方面迅速教她裁剪造口底盘的方法:①先拿出造口测量尺,准确量出造口的长度和宽度;②用造口测量尺将长度和宽度比对在底盘上,比实际测量的造口长度、宽度多 1~2 毫米,用记号笔在上、下、左、右做好四点记号,相邻两点间用弧线连接,画出造口的大致形状;③取底盘标记点中的任意一点先剪一刀,再沿顺时针按照所画的造口图形进行裁剪。过了一会,电话那头就传来了好信息,裁剪造口底盘的问题已经解决了,更换造口袋的工作可以继续了……

在接下来的一段时间里,吴先生也渐渐适应了居家自行更换造口袋,就在一切向好的时候,八月的一天,吴先生急匆匆地冲进我的诊室,嘴里还不停地直呼:"快看看我的造口,我痛得快不行了,造口袋更换不到一天就掉了。"听完吴先生的叙述后,我赶紧放下手中的活,边询问边查看造口情况,终于发现了问题所在,是吴先生自我管理不当,导致造口部分凹陷在了里面,造成底盘脱落。我还注意到在造口旁出现了一道2~3厘米的伤口,因粪水污染到伤口,使其疼痛难忍,同时造口袋也无法粘贴上去。

找到了问题所在,我随即对其伤口进行快速处理,用水胶体敷料覆盖创面,保护伤口床,防止粪水浸渍到伤口上。我建议吴先生将造口袋改用凸面底盘,防止再次发生类似情况,但当听到凸面造口袋价格略高于普通造口袋时,吴先生犹豫了。看到吴先生面露难色,我思考了一会儿,大胆决定,就地取材为吴先生自制一个适合其目前造口状况的造口袋。吴先生诧异地看着我,为了消除吴先生的疑虑,我马上向其解释说:"虽然是自制的造口袋,但它的功效与凸面底盘的功效相当,既能做到粪水与伤口之间的隔离,又能正常收集粪便。"接着,我将自制造口袋所需要的材料和制作过程做了说明:准备保鲜袋(1个)、造口底盘的外壳(1个)、腰带或绳子(1根)、纱布(若干)以及胶带等材料,并演示了制作过程。经过一番操作,吴先生造口旁的伤口得到了保护,凹陷的造口也得到缓解。原本疼痛的伤口不疼了,而且还大大节省了一笔开支,吴先生的脸上露出了灿烂的笑容。

过了一周,吴先生如约来到造口门诊室进行复诊。我对其上一次的伤口、造口情况进行了全面评估,发现造口旁的伤口经过两次换药已全部愈合,造口凹陷也基本恢复,我向患者本人和家属做了有关造口日常护理的指导。

两个月后,吴先生和老伴再次来到了造口门诊室。这次吴先生的精神面貌看上去非常好,他还主动与我攀谈起来,说没有我的帮助,他的身体不会好得这么快。说着说着,他便爽朗地笑了起来。

我又一次看到了吴先生脸上洋溢着的幸福笑容。医者仁心,唯有患者幸福,才是我们医者最大的快乐!

(许 红)

老刘的烦心事儿

在大多数人眼中,对"造口人"这一群体比较陌生,单从外表来看根本区分不出有何不同。"造口人"因为疾病治疗需要,必须经外科手术将一段肠管拉出腹腔,将开口缝合于腹壁上以排泄粪便或尿液。由于排泄方式的改变,身形的改变,乃至生活习惯的改变,常常会让他们感到苦恼与难过。作为一名国际造口治疗师,我的职责就是像花匠一样细心呵护患者腹部的"造口玫瑰",手把手教会他们如何护理好造口,学会接纳不完美的自己,早日回归正常生活。

7月份我在造口培训学校接受了严苛的考核,为了满足社区居民多样的护理服务需求,我作为一名学有所成的社区造口专科护士,学成归来后便在中心领导的支持下,终于将造口护理服务开展起来了。

老刘就是第一位前来主动咨询的患者。国庆节前的一天,老刘来到中心预检台咨询造口护理的事情,护患双方沟通很顺畅。原来刚退休没多久的他做完手术小半年了,身体恢复得蛮好,就是造口护理一直是困扰他的烦心事,觉得自己操作难度太大,总也贴不好底盘,去开刀的医院做造口维护着实折腾,家里老伴的护理技术也不专业,苦恼着没有找到专业、便捷的途径来帮助他解决问题。了解到老刘的烦心事儿,我告诉他就诊的流程,过来就诊需要随身携带的物品,并与他约好国庆节后就过来做造口维护,性格爽朗的大哥临走前惊喜地感叹道:"你们医院真是不错,大医院的护理服务项目你们都有,下次我过个马路就可以来做造口维护了,真是太方便了"。

为了接待好第一位造口患者,我做足了功课,没想到第一次预约老刘后他就爽约了。第二周老刘笑眯眯地来到诊室跟我打招呼:"小顾,不好意思,我上周临时接到医生的电话,叫我去医院做个检查,就没有过来了。"我说:"没事的,老刘,是我考虑不周,今天我们互留一个电话号码,万一临时有事咱们可以及时联系一下。""好的,那我造口的事情就要麻烦你啦!"老刘开心地说道。不一会老刘利索地躺在治疗床上,打开造口袋,我发现造口周围一圈有些许血丝,老刘打开了话匣子跟我诉苦道:"也不知道啥原因,袋子里就是会有一点点血,我老婆每次给我换造口袋的时候看到出血就怕了,不愿意给我弄,生怕给我弄坏了。"我仔细观察了一下造口周围的情况后,心里有了大致判断,安慰道:"老刘,你这个出血量极少,不用担心,应该是造口底盘裁剪的边缘刮到造口黏膜上了,一会儿我撒点造口粉在上面,可以起到止血的作用。还有在平日生活里你也要注意保护造口,造口部位不要撞到桌角这类地方,不要压迫到它喔。"听完我的解释,老刘紧皱的眉头舒展开来。

在我按照手法粘贴造口底盘的时候,又发生了一个小插曲。热心的老刘一个劲儿地有意地鼓肚子,"老刘,你为什么一直在挺着肚子呢?"我疑惑地问道。老刘得意地对我说:"我在帮你的忙呀,这样我肚子鼓起来硬硬的,就能给到你力量,你也好贴得牢呀,我在家都是这么配合我老婆的呀!""老刘,现在我要把你从自创摸索的歪路上给拽回来,你知不知道你现在腹部很脆弱,不可以每次换底盘时让腹部用很大的力气，这样容易引起腹内压力过大，造成肠子从造口旁边突出，真这样就成了大麻烦，看来我要跟你好好补补课了。"我半开玩笑半严肃地对他说道。接着我又向老刘详细地讲解运动、穿着、饮食方面的注意事项……老刘一边认真地听着，一边还用手机录下来，说带回家跟老婆一起学习，最后老刘带着满意的笑容离开了诊室。在老刘一个劲地絮絮叨叨的过程中，我耐心倾听，感受到了他的不安与困惑，通过有温度的语言和态度来传递关爱与陪伴的力量，获取他的信任，使他更加积极地面对疾病与生活。

第三周老刘如约而至，人还没有坐下就急不可耐地与我分享："小顾，我比较过了，还是你这里环境好，更换造口袋不用排队，技术又专业，服务态度也亲切，还在家门口附近，我这次造口袋保持了一个星期都没有漏，以后我每周都来找你，直到年底我去医院做回纳手术。"听完老刘的一顿夸赞，我认真纠正道："老刘，你不能有过于依赖别人的思想，每次专业人员在做造口维护的时候，你应该借这个机会'偷师'多学习一些造口护理知识呀，学会照护造口。像你这么喜欢坐飞机出去旅游的人，以后出去玩的话造口也不是困扰你的问题。"边说着，我边打开底盘，发现造口周围的皮肤红了一圈，这是典型的造口周围皮肤刺激性皮炎的表现，"老刘，你造口周围皮肤有感觉不舒服吗？你造口周围皮肤发红，一看就是排泄物长时间刺激引起的，你做的这个回肠部位的造口，排泄内容物比较稀薄而且肠液丰富，3～5天更换造口底盘比较合适，不能等到一个星期再换。""啊，那怎么办呀？你们一周只有半天开门诊，这个皮肤这么红，会不会烂掉呀？这个东西真是太麻烦了，怎么每次打开底盘就会蹦出个问题来，太烦人了。"老刘着急地看了一下肚子，又沮丧地叹了口气。

回想起实习的时候面对这种易发生的并发症，解决办法是用水胶体敷料进行保护，我耐心地解释道："老刘，今天我帮你把造口周围的皮肤处理干净，先让皮肤多"呼吸"一会儿，再用些皮肤保护剂隔离一下，但还是建议你增加更换造口底盘的频次，下次过来维护可以用水胶体敷料再保护一下，会好得更快。""水胶体是什么呀？我不懂的，在哪里能买到呀？是什么牌子？"老刘紧张地问我。我拍了拍老刘的肩膀，说道："老刘，你别急，这在医院里没有，我帮你在手机上网购选择一款经济实惠的，咱们一起努力把皮炎控制住。你看你状态这么好，俗话都说'三分治疗七分护理'，既然咱们做了临时造口，就好好待它，让它站好最后一班岗。你应该感谢它在这半年保证了你的排便功能，防止排泄物污染吻合口，不要总是把它当成一个大麻烦，要学会与它和谐共处。"听到我的宽慰，老刘感慨地说道："是的，是的，小顾你这话很对，与我同病房的病友相比，想想我还是蛮幸运的。因为这个临时造口的存在，才保住了肛门，我应该调整好心态，接纳它，用心护理好它，不能总把跟造口打交道的事情当成天大的麻烦事，搞得我自己天天焦虑、不开心，家里人也烦。何况现在'家门口'就有专业造口治疗师帮忙，只要做好配合就能变好，我相信你们的水平。"我说："你自己能这么想就对啦，心情好了，造口恢复得也快。"在与老刘的一次次交流中，我不仅仅是提供护理操作技术的护士，更是他的朋友与倾听者，用心去感受到他的情绪变化，用温暖的话语给予支持和鼓励。同时，我与老刘的友好互动也促进了我的成长与进步，让我有足够的信心用专业的知识和技能帮助更多的患者走出困境。

时光流转，岁月如梭。老刘放下心中的烦心事儿，他不再紧张、抱怨,后续又来了两次,造口周围皮肤恢复得很好,完全可以在家更换造口底盘,只需定期来医院检查即可。老刘开心地说道:"小顾,谢谢你每次都开导我,跟我讲知识、讲道理,还教会我如何换造口底盘,我要给你点赞。等年底我做好回纳手术,我再来看你哈!"造口维护告一段落,但护患情谊与信任得以长存。每一次的真诚对待,换来患者的身心舒畅,我也发自心底地祝福老刘未来一切顺利,拥抱崭新的明天。

对于像老刘这样的患者来说,对其进行造口护理不仅仅是实施专业的护理操作,作为造口治疗师,需要为他们及时提供心理疏导与人文关爱,帮助他们转变对疾病的认知,建立康复的信心,并为他们带去生活的勇气。为人爽朗的老刘何尝不是对第一次独立负责操作的我给予无限的信任与支持,配合收集照片,让我得以积累临床经验,助力我在职业道路上不断成长,这种护患间的双向奔赴令人动容。善良的人儿啊,未来我们一起努力,抛开忧愁与烦恼,让爱传递温暖,去感受世间的美好!

(顾晨辰)

冬日里的红苹果

时间的钟摆永远不会停歇,但是往往有那么些人,那么些事,让我们久久无法忘却。我还很清晰地记得,那是 2020 年 3 月的一天,天气阴沉沉的,空中飘着细雨,空气又潮又冷。一阵北风刮来,能把人冻得瑟瑟发抖,人们不得不穿得厚厚实实,就像一只只企鹅行走在大街上。

我顶着寒风,如往常那样,准时到岗上班了。由于天气寒冷,医院的患者较平常少了许多,门诊大厅里的患者也是寥寥无几。我卸下了厚重的大棉衣,换上白大褂,做好一切准备工作,等待着患者的到来。原本以为一大早应该没什么患者,可是让我没想到的是,没一会儿就有人敲响了换药室的门。

开门进来的是两位老太太,其中一位身材娇小,她费劲地搀扶着另一位人高马大并且一瘸一拐的老太太走了进来。"姑娘,快帮我看看我这脚啊,都整了一个多月了,还是不见好转。"那位高个子老太太皱着眉头,急匆匆地说道。一听这口音,我猜这位老太太是东北人,性子风风火火的。"老太太,您别着急,先躺下,让我仔细看看你的脚到底是什么情况。"我特地放慢语速,耐心地说道。旁边那位小个子老太太利索地和我一起搀扶她躺上治疗床,待她脱去鞋子和袜子后,她俩都用急切的眼神看着我,期盼着我的检查。

我戴上手套,缓慢并轻柔地揭去包裹在最外层的那些厚厚的

127

餐巾纸，一股刺鼻的腐臭味散发出来，呈现出来的伤口让我很是震惊。伤口上是一层厚厚的黑色粉末，还夹带了绿色的膏体状物质，伤口真正的面目已经无法辨别。这些不明物质，经再三询问才知是云南白药粉和一种国外的药膏。我小心翼翼地用生理盐水为她一遍又一遍地清洗伤口，那股刺鼻味也随之减弱了许多，直至我可以清晰准确地对这个伤口进行评估。原来这是一个右足背被烫伤后的深Ⅱ度伤口，面积较大，约 7 厘米×10 厘米，基底部颜色以黄色为主，周围皮肤发红，渗液较多。评估完伤口后，我略带惋惜地问老太太为什么那么晚才来就医，伤口已经感染了。

听她一番诉说后，我了解到原来老太太是独居老人，子女都不在身边，陪着她的小老太是她的邻居。老太太烫伤后在家尝试了各种方法，可是收效甚微，实在没办法了今天才来就诊。在老太太讲述的过程中，她眼神中的害怕和不安，让我好心疼。此时此刻我的心中既无奈又难过，无奈的是老太太一个人生活，没有人照顾她的生活起居，难过的是她错过了最佳的就医时机。

我的心理压力也是很大，因为想要这个伤口完全愈合，真没那么简单，由于时间耽搁得太久，已经从一个急性伤口演变成一个慢性伤口，而且感染严重，再加上老太太是独居，在生活起居上没法得到较多的照顾，这对伤口的愈合都有影响。我评估完这个伤口，并对它进行拍照，记录伤口大小和渗液情况。按需用药，先用水凝胶，可以起到自溶性清创的作用；再用银离子敷料，起到抗菌效果；外层用泡沫敷料，可以很好地吸收渗液，给伤口创造湿润的环境。

一系列操作完毕后，我们搀扶着老太太坐到我身旁的椅子上，我和她之间的距离很近，这会让她更有亲切感。我细声细语地说："老太太，今天的换药已经结束了，我有几句话跟您说。"老太太一脸的疑惑。我又细声说道:"老太太,首先,您的这个伤口拖的时间比较长,而已经感染了,我们需要较长的一段时间才能让它愈合,您得有心理准备……"老太太就像是一个无助的孩子,无奈地点了点头。紧接着我又说道:"其次呢,您要配合我做到以下三点:第一,每次前来换药时必须规范地佩戴好外科口罩,回家一定要洗手;第二,伤口不可以沾水,不可以擅自打开我们为您包扎的伤口敷料,尽量多抬高患肢,饮食上营养也要跟上去,要多吃高蛋白食物,如黑鱼汤、鸡蛋、牛奶等;第三,请舒展开您那紧锁的眉头。"说到这,老太太露出了一丝久违的笑容,拉着我的手一个劲地说:"姑娘,我一定按照你说的做,希望我的脚快快好起来。"随后,我还把我的电话号码留给了她,再三叮嘱她有任何问题可以随时致电咨询。没想到,就是我这个小小的举动使得她红了眼眶,激动地说:"你真是个好姑娘,我一下子放心多了,心里踏实多了……"小个子老太太也是个热心肠的人,她主动说道:"我会经常去看望她的,给她煮点鱼汤,她一个人腿脚又不方便。"这朴实温暖的话语深深地打动了我。我在内心告诉自己,一定要以最快的时间、最有效的方法给老太太做治疗。

在之后的治疗过程中,老太太的依从性也是比较高的,可以按我跟她预约的时间前来换药,每次打开伤口敷料的那一瞬间,老太太就像中了彩票一样,兴奋地说:"姑娘,今天这伤口比上次又小了不少……"我会把上次换药拍下的照片翻出来,跟她一起来做比较,夸她道:"是啊,又小了很多,多亏了老太太您听话,伤口才可以恢复得那么快。"一听这话,老太太的表情别提有多自信了。当她遇到难题的时候,会主动打电话给我并向我咨询,与其说是"咨询",不如说是聊天。我们的聊天内容从一开始专业知识的传达及注意事项的叮嘱,到后面聊家常,嘘寒问暖,我对待老太太就像对待自己的奶奶一样,真心实意,她对我也是万般信任。经过了 28 天的医患配合,在我们的共同努力下,她的伤口恢复得越来越好,我着重于专业知识、技术能力、心理护理、健康宣教这几方面,得到了老太太的信任与配合,让她的心情越来越好,安全感越来越足,也大大地提高了她的依从性。就像老太太说的"每次来换药就像和自己的孙女聊天一样",最后她的伤口痊愈了。

大约一周后,让我出乎意料的事情发生了。那天,天气依旧是那么的阴冷,我依旧是跟往常一样准时上班。没一会儿,有人敲响了换药室的门,还是这两位老太太,她们面带着笑容出现在我面前,反而把我吓了一大跳,我心想:不会是伤口又出现了什么问题吧?我一边纳闷,一边正准备招呼她们时,老太太拿出一小袋红彤彤的苹果,硬生生地搁我怀里,握着我的手,很感激地说道:"姑娘,这苹果很甜,你不嫌弃就拿着,好人一生平安。"说完,还没等我反应过来,她们一转身就匆匆地头也不回地离开了。

我看着这一袋苹果,看着老太太行动自如的背影,我的心头顿时涌入一股暖流,也是感觉无比欣慰。在这寒冷的冬日里吃着香甜的红苹果,脑海里浮现出两位老太太可爱的身影,突然觉得今年的冬天不再寒冷,暖人心扉的永远是人与人之间的那份真诚与信任……

（黄　婷）

沐光同行

我和 86 岁的陆老师相遇在一个海棠如雨、绣球若雪的暮春。

那天阳光正好，我正在对一位患者进行基础护理，同事说新入院了一位患者，刚好分到我管辖的区域，我抓紧忙完手头的事就去做入院宣教。

我走进病房一看，是一位有些消瘦的老先生，他沉默地躺在病床上。因为他退休前是学校的教导主任，所以我们尊称他为"陆老师"。陆老师在被诊断为结肠癌后，因长期卧床而引发了压疮，为求进一步护理来到我院进行治疗。

长期的卧床休养让陆老师的性格变得郁郁寡欢。起初他很抗拒入院治疗，并不是很配合我们的护理。他总是很冷漠地看着压疮处坏死的皮肤，没有人能接受这些长在自己身上触目惊心的伤口，精神上的折磨远比肉体上的疼痛给他的打击更大，在他的眼里，我看不到一丝希望。

起初我总是很小心地接近他。每次交接班的时候，我都会关心地问他："陆老师，今天休息情况怎么样？病房的环境还适应吗？"陆老师默不作声。我又问他："陆老师，你今天大便了吗？"他一脸不耐烦地说："吃不下去饭，哪来的大便？"我一听他愿意理我了，就接着说道："你可以先试着喝一些流食，你不用客气，我可以帮你去食堂订好，您姓陆我也姓陆，咱就是一家人。"我说完后，陆

131

老师脸上稍微挤出一丝微笑,回答道:"不用。"看着老先生脸上那抹稍纵即逝的微笑,我暗自舒了口气,因为总算成功地迈出了第一步。

自那以后,我每次上班都会抽出点时间去看他,尝试着跟他有进一步的交流。我每次来到病房,都能看到陆老师盯着窗外的行人出神,我想他大概是想他的女儿们了。我轻轻地走过去问:"陆老师,窗外又有什么美丽的风景吸引住您啦?"陆老师眼睛红红的,回答道:"人老了真是没用,只能做孩子的累赘。"陆老师懊丧地说:"又要她们照顾我了,看她们每天为我来回奔波,我的心里真不是滋味。"这时我才明白为什么他会一直闷闷不乐。我劝慰道:"陆老师,我理解你现在的感受,每天都在床上躺着,什么也不能做,确实会难受。但你现在正在慢慢地恢复当中,一切都在往好的方向发展,就不要太担心啦。"我轻轻地拍着陆老师的肩膀,试图缓解他的焦虑。陆老师听了我的话,点了点头,难得笑了起来。

专家来过以后,我依照她的医嘱,每天都给陆老师换药。在换药过程中,我尽量轻柔地擦拭伤口,避免对新生组织造成损伤,并告诉陆老师保持放松。我会定期帮他更换敷料,随时保持床铺的干净、平整,避免衣物潮湿以及排泄物带来的刺激。长时间的压迫是导致压疮发生的主要原因之一。因此,每间隔一小时左右我会跟随护工阿姨一起帮助陆老师翻身,改变身体受压点。交接班时,我也会把情况尽量交代周全,做到勤观察、勤翻身、勤更换、勤整理。

一天,在护理压疮伤口的过程中,我发现陆老师的伤口出现了红肿,我连忙请示专家,并按照她的医嘱用少许润滑剂,倾倒于手掌中,用手掌大、小鱼际肌紧贴受压皮肤,做向心性按摩,力量由轻到重。庆幸的是,之后陆老师的病情没有发生恶化。历时两个月,在陆老师的配合及坚持治疗下,他的伤口恢复得越来越好。

在我的帮助下,陆老师很快适应了医院生活。在身体允许的情况下他会来护士站看我们工作,关心一下我们今天上什么班,几点下班,和我们聊天。有时还不忘自己老师的身份,童心大发地出题考我们。

专家会诊的时候,陆老师虽然说着他不紧张,但是我看出了他内心的担忧,我来到陆老师的身边,对他说:"陆老师,会诊说病情在往好的方向发展,您放心吧。"陆老师感激地握了握我的手。

陆老师平时有听收音机的习惯,这是他的精神寄托,但是陆老师不会调收音机,每次都找不到他喜欢的节目。我发现这一点后,有次趁他睡着的时候,悄悄地把收音机调整到他喜欢的节目,让他早晨醒来一打开收音机就能听到。第二天我去查房,他笑眯眯地问我:"我的收音机是你调的吗?"我调皮地回答:"是的呀,您关心国家大事,关心民生,我当然也要关心您啦!"从此,睡后调收音机就成了我和陆老师之间心照不宣的事。

别看陆老师平时话不多,但他对许多事情都有自己的见解,我偷偷观察了他很久,他有时三言两语就能抓住问题的核心。所以我有时候有什么疑惑时也会去请教他,他总能耐心地给我讲很多人生道理。陆老师的人生格言是"人生永远无终点"。路没有尽头,亦如人生没有终点,我们都是在旅途中不断前行,不断跌倒,不断摸索。缘分让我们在此时相遇同行,让陆老师成为我护理生涯中难忘的记忆。

在医院接受治疗的日子总归是漫长而又难熬的。他的家人不能时时陪着他,我又不忍心看着他经常一个人坐着发呆,所以每当

133

有节假日,单位组织老人进行活动交流时,我都会提前告知陆老师:"陆老师,接下来××节要到了,你的发言稿可以提前准备起来啦!"陆老师每次听到都会非常开心地说:"真的吗?刚好我最近比较空闲,我可得好好准备,不能让其他人把我比下去。"看到他开心的样子,我觉得有时候除了要关心他的病情和起居,还要关注他感兴趣的事。

陆老师还有写日记的习惯,每次他都会认认真真戴上自己的老花镜,记录每一天的事情和心情。当我看到他写下在医院的点点滴滴时,才发现我们在一起相伴三年多了。看着他把对我们的感激和祝福写在日记里,说要牢牢记住时,我的眼眶湿润了。

作为护理人员,在治愈患者的时候,我们同时也被患者治愈着。我想,治愈是双向的吧。面对病痛的折磨,患者将自己交给我们,信任我们,这份信任正是我们前进的动力。患者给予的肯定和理解,鼓励着我更努力地学好专业技术,让他们减少痛苦。每一次与患者接触,都会有新的感触,也给了我新的力量,在每一次陪伴中,他们也在潜移默化地影响着我。

连雨不知春去,一晴方觉夏深。春天悄然远去,盛夏在明晃晃的太阳下来临了,陆老师的压疮也被治好了。瞧!他坐在轮椅上在病区兜圈,顺便路过护士站拿上报纸,关心国家大事去了。

"追光而遇,沐光而行",好坏交替才是完整的人生轨迹。回头看看,其实你已经走完了很长的一段路。那些看似波澜不惊的日复一日,一定会在某一天让你看见坚持的意义。

(陆　扬)

从"心"沟通

看着李阿姨朋友圈里晒出的美丽樱花以及和老伴王叔叔笑容满面的合影，我真心为他们感到开心。春天驱走了寒冷，在阳光的沐浴下，温暖开始发酵，空气中荡漾着暖暖的气息。

记得两年前第一次见到李阿姨，是因为王叔叔的足部拇趾皮肤破损，李阿姨陪他来伤口护理门诊换药。我在评估时了解到伤口是由痛风石引起的皮肤变薄破溃，我便向老夫妻俩做起健康宣教，讲解伤口居家护理的注意点，还在饮食方面叮嘱道："饮食上一定要注意严格控制嘌呤的摄入，王叔叔有高血压，还要注意低盐、低脂饮食。"李阿姨马上应声："这些我每天烧菜时都很注意的，现在饮食安排都是以他的需求为主。"

王叔叔的伤口在坚持换药一个多月后并没有好转，反而渗出增多，伤口周围皮肤发红。这一天来换药的时候，李阿姨的腰椎间盘突出症犯了，腰痛得厉害。王叔叔直摇头："我这个脚真是不争气，都换药这么久了还不见好转，现在啥都干不了，只能拖累家人！"我一边安慰着叔叔，一边查看他的检查、化验报告，血压 160/95 mmHg，尿酸的指标仍高达 586 μmol/L。我询问叔叔最近的服药和饮食情况，叔叔支支吾吾，李阿姨不好意思地小声说："平时还是注意的，只是偶尔女儿一家来吃饭，炖的汤吃不完怕浪费了，就会让老头帮忙喝一小碗，不多的。"王叔叔眉头紧皱："我都说不能喝，你非说不要紧，这下伤口长不好岂不是得不偿失！"李阿姨听了脸涨得通红，有些委屈，声音也高了许多："小刘呀，你看看这没良心的老头，我每天烧菜都想着他，盐也放得少，他不能吃的鱼、虾、蟹，我也都一起不吃了，他还这样责怪我！"叔叔也急了，眼睛瞪得溜圆，说道："你烧的菜哪里清淡，有时咸得要命，我只是不说而已。"

看着吵起来的老两口，我连忙拉着他俩坐下，让他们先冷静一下，我劝说道："你们也不要太着急，争吵也不能解决问题，没有良好的情绪，说再多也只是发泄，沟通的目的是解决问题，我们现在的目标是一致的，都是为了叔叔的伤口可以早点愈合，我们一起来想办法。"

为了了解老两口家庭生活中影响健康的因素，消除阻碍健康的危险因素，帮助建立健康的生活方式。我决定先上门访视，评估一下老人的生活和饮食习惯，帮助他们掌握与疾病相关的保健与护理知识。于是我带上控盐瓶、控盐勺和健康科普手册，来到了老两口家里。由于老年期味觉和嗅觉的敏感性下降，为了补偿味蕾的减少，李阿姨在做菜时会放更多的盐。我便指导阿姨正确使用控盐瓶、控盐勺，在出锅前放调料；还教会老夫妻俩看配料表，识别含盐量高的食物。

从交谈中，我了解到李阿姨一生要强，脾气倔强，容易发火，在家也很强势。王叔叔总是让着她，家里大大小小的事也都是李阿姨在张罗。随着年纪的增长，李阿姨有些力不从心，但她也不服软，腰椎间盘突出症发作时也不会主动张口让王叔叔帮忙做家务，而王叔叔"眼力"欠缺，总不能领会李阿姨时常发火的缘由。而女儿住得远，又忙着工作和家庭，也无暇顾及父母。这几年老两口也心生许多隔阂,李阿姨觉得王叔叔不关心她,王叔叔觉得李阿姨越来越古怪,他们沟通也越来越少。

通过访视评估,我意识到,除了疾病的困扰,老两口还出现了沟通问题。李阿姨不能有效地表达自己的想法、感受和需求,一直压抑自己内心的感受,有增加焦虑和抑郁的风险。

李阿姨说:"哎!老了,没有用了,啥都做不好,都怪我不好,没有给他控制好饮食!"那忧伤的眼神,让我很是触动。我拉着阿姨的手,问道:"李阿姨,其实我看得出您和叔叔都很迁就对方,您平时有什么想法会和叔叔沟通吗?"

阿姨有些不满地抱怨:"很多事情还要我说吗?我腰痛不舒服,他也没有主动帮我洗洗衣服。每次都要我说,好像我求着他做一样。"我轻轻抚摸着阿姨的背:"叔叔也可能习惯了您的照顾,忽略了您的需求,您可以多和叔叔倾诉。"阿姨垂下头:"我看他就是不愿意,以后不行就分开过,谁都不靠谁。"

看着阿姨情绪低落,我抚摸着阿姨的背,也叹了口气,诉说起自己的"苦恼":"阿姨,最近我也很不开心,在单位里同事们都排挤我。"阿姨关心地询问:"怎么了?小刘,说给阿姨听听。"我便娓娓道来:"最近同事们在一起聊天,我一去她们就不继续说了,她们肯定在背后说我坏话。"阿姨劝导我:"那也不一定,她们也许在说别的事吧。"我摇摇头说:"不是我多心,不止一次发生了。"阿姨继续宽慰我:"小刘啊,你看这只是你自己的猜测,也不能肯定同事们都在谈论你,你这样想会让自己不开心,为不确定的事不开心,不值得!"

我笑着对李阿姨说道:"阿姨,您说得很有道理呀。我们往往喜欢用自己的想法去看待和处理问题,其实有时候会很片面,并不是事情的真实情况,只是我们自己的想法,我们要不被自己的想法困住才行。从不同的角度看同一事物,结果是不一样的。"

见阿姨认可地点点头,我继续回到她和叔叔的话题上,说道:"您换个思路,叔叔只是不知道该怎么做,也不是故意不帮您分担,您尝试着主动表达自己的想法、感受和需求,让叔叔了解您的想法。家里的事本来就是要夫妻共同分担,特别是年纪大了,都要相互扶持、帮助的。"

后面每一次的换药护理,我都会和老两口交谈,了解他们的情况。也会教叔叔一些倾听的技巧:"首先是用耳朵听,听阿姨表达的内容,留意她说话的语气、语调和语速,由此来感受她的情绪。其次还要用眼睛来'听',去观察她的表情、动作。最后还需要用心灵去感受,听懂她的言外之意。"

叔叔有了实战反馈:"小刘呀,最近她愿意和我多说话了,需要我做什么直接说出来多好呀,以前总让我猜,我怎么猜得出。"

我也让叔叔再接再厉:"倾听的时候,您可以用动作和身体的姿态来表达关切和鼓励,可以点点头,还可以用语言去鼓励阿姨表达。比如说'哦,原来是这样的''我明白了',这些简单的言语是为了鼓励对方多说一些,说得更畅快一些。"

功夫不负有心人,在我们共同的努力下,叔叔脚上的伤口在三个月后愈合了。王叔叔笑称:"小刘啊,你不仅仅治愈了伤口,还缓和了我和老伴的关系,真是太感谢你了!"

每一个细节,每一次沟通,都是建立彼此间相互信任的桥梁,老两口从"心"有了良好、有效的沟通,恢复了和谐的夫妻关系,我也和他们建立了良好的护患关系。有效沟通,可以创造积极且有意义的交流,有助于建立良好的人际关系。

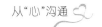

看着照片,我仿佛捧起一地的花瓣向空中扬起,轻盈、柔软的粉红色花瓣,将我的眼眸染成了浅浅的粉红色,阳光在花枝间闪烁、跳跃,我的心也跟着雀跃不已。

（刘　婕）

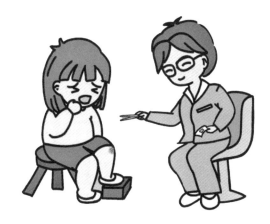

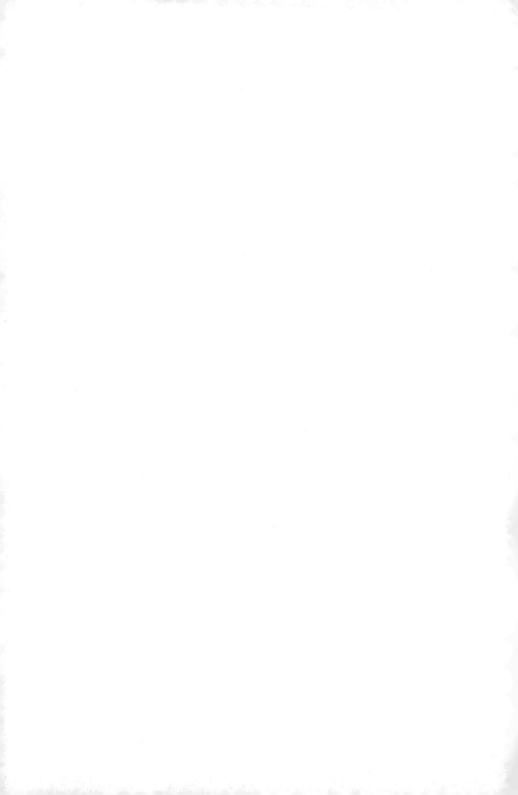

第三篇

呵护生命最后的旅程——安宁疗护

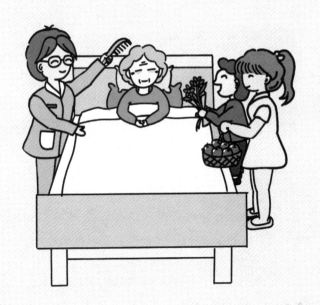

安宁疗护是以临终患者和家属为中心，以减轻患者的痛苦及其他不适症状，为其提供舒适的照护、心理疏导、精神安慰及社会支持等为目的，通过多学科团队协作的模式，让患者在生命的最后时刻能够安详、有尊严、心无牵挂地走完人生的最后旅程，让在世的人感到释然、得到慰藉。

都说活着的人永远看不到天堂的模样，但在这个离天堂最近的人间的安宁疗护病房里，却可以感受到天堂般的温暖。

花开花谢，人来人往。雁过留声，人过留痕。世界上的万物都遵循着它自己独有的生命周期，或长或短，或缺憾或完美。当生命进入倒计时，而积极治疗也显得毫无意义的时候，安宁疗护或许是最好的一剂良药，用温情和陪伴照亮患者的归途，尽我所能，陪伴患者走过漫漫人生的最后一程。使穿枝拂叶的行人，踏着荆棘，不觉得痛苦，有泪可落，却不是悲凉。我想这就是安宁人的职责所在吧。

感恩安宁疗护用生命启示我们，让我们了解人生因为经历生老病死而圆满，就如同世界因四季变换而丰富。

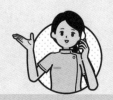

绿色的生命树

很喜欢泰戈尔写在《飞鸟集》里的一句诗："生如夏花之绚烂，死如秋叶之静美。"人的一生因为喜怒哀乐和酸甜苦辣的存在而精彩纷呈，当日薄西山病痛袭身之时，只得呜咽着回望一生，想要的只不过是最后的体面。作为一名安宁疗护病房的护士，在这方寸之间见证了太多的悲欢离合，愈发能感受到纵然医疗水平发展如此迅速，终究无法使人们免于病痛，我们能做的只是默默地陪伴着患者走过人生最后的时刻。

在一个平常的午后，26床住进来一位81岁的高龄老人——刘爷爷。他已处于胃癌晚期，生命进入了倒计时，可能只剩下不到一个月的时间。

阳光透过病房的窗户洒在刘爷爷的病床上，照亮了他苍白的脸庞，原本已经骨瘦如柴的身躯显得格外瘦小。刘爷爷紧闭着双眼，仿佛在等待生命燃尽。作为一名安宁疗护病房的护士，我知道刘爷爷此时内心的悲凉和无奈，他已经接受了自己即将面临的命运。而我想给他一些温暖和关怀，希望他在生命的最后时刻能够感受到一丝安慰。在和刘爷爷的儿子交谈的过程中，我得知刘爷爷年轻时曾是一名解放军，转业后成为一名扶贫办的工作人员，他始终牵挂着没有脱贫的乡亲们，直到生病前都积极地工作在脱贫一线，终其一生都在为国家的脱贫而奔走。刘爷爷最近精神状态越来越差,也不愿意与人交流。即便家人们对刘爷爷有再多的不舍,但在与病魔长时间的斗争过程中,也逐渐接受了现实,只是希望老爷子能在生命的最后一程活得舒服些,不留遗憾。

一天午后,我决定推着刘爷爷去院子里晒太阳,让他感受一下温暖的阳光。"刘爷爷,我推您去院里转转,晒晒太阳吧?"我俯下身,凑到刘爷爷耳边轻声说道。

刘爷爷沉默片刻,然后缓缓回答道:"不用了,我知道日子不多了,就不给你们添麻烦了。"刘爷爷的语气里透漏出几分悲凉。

我没有再多说什么,因为此时刘爷爷的内心消沉,乏味的语言并不能唤起他对生命的热情。然而,命运却给了我们一个意外的机会。

第二天,我为刘爷爷更换床单的时候,发现了刘爷爷的枕头下面有一本小册子,纸张已经微微泛黄,但是依然保存得很完整,看得出来这本小册子对刘爷爷非常重要。我轻轻拿起小册子,一张老照片滑落了下来,我问刘爷爷:"刘爷爷,这是张什么照片呀?"

刘爷爷看到照片,眼中闪过一丝光亮,说道:"哦,这是我年轻时和战友们的合影。"他回忆起当年的岁月,仿佛找到了一丝希望。

我趁机追问:"刘爷爷,您能和我讲讲您年轻时的故事吗?"

"那时候我们四个呀,还都是小伙子,年轻气盛,响应国家号召入伍,与战友们并肩作战,为国家的安宁和民众的幸福而努力……"这是入院以来,刘爷爷第一次愿意主动和我分享他的故事。从他的言语中,我也感受到了他对战友们深深的思念。随后,我和刘爷爷的儿子沟通了此事,刘爷爷的儿子决定替刘爷爷去看看他的战友,帮助刘爷爷完成心愿。

经过多方打听,只有两个战友健在,最终通过视频连线的方式,刘爷爷终于再次见到了他日夜思念的战友。三位年过古稀的老爷爷,在手机屏幕前,手舞足蹈开心地像个孩子,讲述着各自的生活,表达着对老哥们的挂念。

自那以后,刘爷爷的话多了起来,逐渐对我们敞开心扉。"其实呀,我不害怕死亡,也不畏惧疾病的折磨,只是忙忙碌碌一辈子,也没有让我的乡亲们都脱贫。现如今我跑不动了,也帮不上啥忙,活着也没有意义了。"刘爷爷一边说着,一边翻着小册子,那里面记录着每位老乡的家庭情况和脱贫历程。

"刘爷爷,您可别这么想。我都听您儿子说了,您是个特别伟大的人,好多乡亲们都因为您才得以脱贫。他们现在的日子也越来越好了,还走出了好几个大学生呢!要是没有您,他们哪里会有钱读书,又要走父辈的老路了。"我鼓励着刘爷爷。

"真的吗?我的工作真的改变了他们的生活吗?"刘爷爷微微皱眉,若有所思。

"当然是真的,前几天还有老乡想来看您,我们看您状态不好,担心您过于劳累,我们便婉拒了。"我对刘爷爷说。

刘爷爷一听到乡亲们,瞬间提起了精神:"我精气神好着呢,让他们来吧,我迫不及待想见他们呢!"

随后的日子里,有许许多多曾经被刘爷爷帮助过的乡亲们都来看望刘爷爷,刘爷爷虽然身体依然在经受着病痛的折磨,但是整个人都充满了活力。总想和乡亲们多说几句话,而乡亲们也带着一些特产和小礼物前来鼓励他,支持他与疾病作斗争。为了使刘爷爷得到充分的休息,我们每天只安排半个小时的时间让乡亲们探望刘爷爷。这半小时也成了刘爷爷每天最期待的时间,每天盼望着看到更多的乡亲们。随着时间的推移,刘爷爷的精神状态也一天比一天好转。

在一次安宁疗护涂色活动时,刘爷爷指着自己涂成全绿的一棵树对我说:"小沈,你知道我为什么要把树涂成全绿的吗?"我顿感疑惑:"刘爷爷,是不是因为绿色象征着生机勃勃,看起来漂亮呢?"刘爷爷微笑着摇了摇头,略带几分庄重地说:"孩子们,绿水青山就是金山银山啊!"他的话语铿锵有力,接着他缓缓地说:"我活到这个年纪,人生已经没有什么遗憾了。更令我惊喜的是,在我生命的最后阶段,能够遇见你们,我非常感谢你们。你们让我在生命最后的日子里真切地感受到老有所依、病有所医。我们的国家越来越强大了,未来的繁荣昌盛将留给你们年轻人去见证,我已经心满意足了。"

然而,命运的车轮终究无法停止。三个月后的一个清晨,刘爷爷安详地离开了我们。刘爷爷的儿女们没有过多的悲伤,他们说,看到刘爷爷在最后的日子里过得如此宁静,本应只剩一个月的生命能够被延长到三个月,他们已经没有遗憾了。他们感到庆幸的是,在刘爷爷生命的最后阶段能够遇见我们,与我们共度这段时光。刘爷爷的离去让我们深感惋惜,但我们心中充满了对他的敬意和感激之情。他的存在给予了我们无尽的温暖和勇气,他的故事将激励着我们继续追求美好的生活。

在安宁疗护的过程中,我见证着生命的脆弱和坚韧,目睹着患者和家属的无尽痛苦和希望。然而,正是这份工作,让我们更加珍惜宝贵的生命以及人与人之间的情感纽带。我们通过自己的努力付出,为患者和家属带去温暖和安慰,给予他们勇气和力量面对生命的终极挑战;用真诚的爱去抚平患者心灵的创伤,化解他们对死亡的恐惧,减轻家属对亲人离世的悲痛。虽然我们无法保证每一位患者都能得到完全的治愈，但我们愿意尽自己的微薄之力，守护临终患者人生最后的宁静与美好，用自己积极的态度让大家相信叙事的力量。通过细致的观察和倾听，从患者的角度出发，努力解决问题，为他们提供最舒适的关怀，尽我们所能，陪伴患者走过漫漫人生的最后一程。

（沈　艳）

蝴　蝶

　　"连雨不知春去，一晴方觉夏深。"今年的初夏依旧是静悄悄地来，太阳透过悬铃木密密层层的叶子照射在地上，车厘子的香味顺着温柔的南风洒满了整个病区。就在这样一个阳光明媚的日子里，吕老先生的家人陪着他入住了我院的安宁疗护病区。

　　初见老先生，我便觉得他非同寻常，八十多岁的高龄，一张饱经风霜的脸，头发却梳得整整齐齐。一双眼睛深陷在眼窝里，带着淡淡的疏离。

　　很快我的感觉就得到了验证。吕老先生入院没几天，我就发现病区走廊的宣传栏里新添了一幅画，是一只栩栩如生的大公鸡，那红色的鸡冠就像是初升的太阳，给病区的走廊平添了不少活力。仔细一瞧，我才发现这画并不是普通的水彩颜料画，而是用铝箔一片一片拼贴上去的！一看落款，果然是吕老先生，已然风烛残年的他竟然能作出如此生机勃勃的画。于是，我忍不住找到吕老先生的病房和他搭话："老先生，您画的那只公鸡真好，是用铝箔做出来的吗？"也许是我谈到了他感兴趣的话题，又或许是我的热情触动了他，他脸上生硬的线条开始有所软化，甚至露出了似有似无的微笑："那可不是普通的铝箔，是用易拉罐做的……"

　　吕老先生围绕着他和易拉罐作品的缘分打开了话匣子。原来吕老先生早年毕业于同济大学，和老伴同为高级工程师，几十年的勤勉工作让他几乎没有时间培养什么个人爱好。直到退休后他才发觉每天看看电视、散散步的生活是如此苦闷，人还是该培养一些兴趣爱好才好。于是他在子女的鼓励下参加了区文化馆开设的易拉罐画阶段性课程，没想到竟在易拉罐画方面展现出了惊人的天赋。在很短的时间内，他作画就可以从简单的小白兔、老虎、马、花卉，过渡到复杂的蝴蝶、京剧脸谱的创作，甚至在那不久后的一次非遗文化作品比赛中，获得了优秀奖。

　　然而好景不长，虽然吕老先生的创作热情不断高涨，但他的身体却每况愈下。直到半年前，吕老先生被确诊出了癌症。即便如此，吕老先生也不愿放弃创作，但当家里的作品越来越多时，老伴却嫌弃各种铝塑垃圾把家里搞得乱七八糟，劝他生病了就要好好休养，不要再折腾这些易拉罐了。老先生与老伴就此事不断产生争执，于是赌气住进了疗养院。在辗转多家疗养院之后，老先生最终来到了我们这里。

　　听完吕老先生的故事，我百感交集，他在找到人生新的方向后却被病魔缠身的经历令我心酸，但他在最后的日子里爆发的生命力也使我深受鼓舞。于是在工作间隙，我开始时不时地来找吕老先生聊聊天，我与老先生也渐渐熟络起来。在我与吕老先生的多次交流中，我似乎能够看到那个曾经干劲满满的创作者，能够感觉到他心中不肯熄灭的创作热情。于是一天下午，我向他提议开个易拉罐画的作品展，在身体还允许的情况下，在余下的日子里，再做一次自己想做的事，试着去实现自己的愿望。听到这个提议，吕老先生灰暗的眼睛一下子就亮了起来，用沙哑的声音缓缓吐出了一个字："好！"

　　为了帮吕老先生实现愿望，我发动了全科室的人员一起收集易拉罐。为了避免易拉罐品种单一，影响创作的造型及色彩，大家竭尽所能，有的甚至去废品收购站收购。看着琳琅满目、各色各样的易拉罐堆积在面前，老先生露出了惊愕的表情，一时不知该如何表达，一边说着"谢谢，谢谢"，一边伸手触摸着这些易拉罐，像是获得了稀世珍宝。

从此，老先生就沉浸在易拉罐的艺术作品创作中，他的创作热情也深深感染着身边的医护人员，大家在老先生的指导下完成了从易拉罐清洗到晾晒的工作。老先生则是亲自一步一步完成了选图、拓印、描刻、剪贴、修饰、装饰等各种工作，这时的他俨然与作品融为了一体，全然地专注于创作中，似乎已经远离了病痛。吕老先生的创作过程让我看到了工程师的专业和执着，我也常常在工作之余陪着他制作到很晚才下班。当一个个独具匠心、鲜活灵动的作品呈现在眼前时，眼里的微光和激动的表情，久久地荡漾在老先生的脸颊。而我始终是他作品的第一个欣赏者，还有科室里的小伙伴也成了老先生的忠实粉丝，时不时地过去欣赏一番，夸赞一番。老先生渐渐地也跟医务人员熟络起来，竟开始主动跟我们打招呼，有时边创作，边跟我们聊家常，久久闭锁的心扉终于打开了。

一天晚上，吕老先生的老伴来探视他。看到我正陪着他研究和设计展板，她拉着我的手，眼泛泪光地说："他是个犟脾气的人，你们多担待他，住院后他脾气好了很多，人也开朗了很多，多亏了你们，真是太谢谢你们啦！"

也许是心情愉悦，吕老先生感到自己的病情已经相对稳定，提出要回家休养，他的儿女和老伴也都同意了。于是我想着一定要在吕老先生回家之前替他完成这个作品展。看着还未完成的展板设计，总会有些许缺憾，这时"青鸟志愿者团队"前来我院慰问演出，我谈起了老先生的故事，聊到了艺术展、展板的缺憾，没想到志愿者团队中正好有搞艺术策划的老师，他应允了展板策划由他完成，我悬着的心总算是落了地。

眼看着一应俱全，举办易拉罐画作品展的日子日益临近，然而我却被紧急派往隔离点工作。得知此事的吕老先生只是讲："要等小刘回来上班，我等她回来了再办，然后我才能回家。"

闭环结束后的第二天我赶紧回到工作岗位，并在那天替吕老先生完成了他人生中唯一的一次易拉罐画个人作品展。医院的大厅里摆满了老先生从家里带来的老作品和最近创作的新作品，一幅幅画卷上，花鸟鱼虫呼之欲出，名山大川如临其境，难以想象这只是用一些废旧易拉罐完成的作品。最令我动容的是老先生最新的作品《蝴蝶》，小小的画纸上，十一只蝴蝶形态各异，或舞动，或盘旋，或摇曳，却都如同昙花一般，给人一种易碎之感。

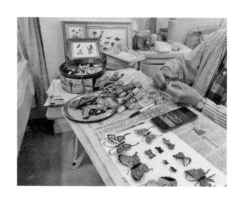

原本老太太给吕老先生带了一套正式的西服，可他却说："在医院，我要穿病服。"于是我特地拿出了一套新的病服，细心地给老先生整理衣领。老先生精神抖擞，面露笑容，像极了参加大学毕业典礼的少年。科室里所有的医生、护士、护理员都来参观这个作品展,大家一起欣赏老先生的作品,一起拍照,一起交流,一起感动于老先生的工匠精神。

临出院时吕老先生专程来到护士台找我,一是表达对大家的感谢,二是告诉我他找到了现在的目标,可以更好地去做他想做的事了,家里人也都支持他。

数月后的一天,我接到了吕老先生的家人打过来的电话,吕老先生已经安然离去。我打开手机看着他前些日子发给我的那条信息——"护士长,我的十一只蝴蝶飞走了吗?"阳光从花园直射到病区走廊,我仿佛看见一只蝴蝶飞回了安宁病区。

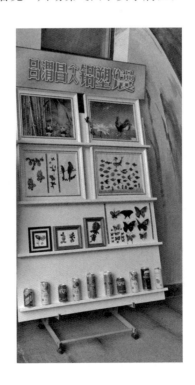

（刘　静）

一首未谱写完的歌

除夕,虽然天气异常的寒冷,却已经是冬日里难得的晴天。

8点30分,一串急促的脚步声打破了门诊大厅里原本的宁静,眼睛红肿的顾叔叔匆匆地走向预检台,着急地说道:"我老婆的病又复发了,昨晚到市区医院看了,医生让住院,老婆不同意,想在家里过年,配了药就回来了,想请你们帮帮忙到家里给她输液,好吗?""好。"我来不及多说,迅速拿起出诊箱,坐到了顾叔叔的车上。

来到他们家楼下,远远地看见顾叔叔的爱人倚靠在窗边,阳光照在她的身上,比初见时清瘦了不少。"杨老师,您好!"我轻轻地推开房门。杨老师转过身来,面色那么苍白。"咳咳咳……"伴随一阵急促的咳嗽声,她熟练地抓起几张纸巾捂住嘴巴,我快速来到她身边,让她靠着我的肩膀,一手帮她拍着背,这样过了许久,她才慢慢恢复了平静,手里的纸巾紧紧地团在一起。她吃力地转过身,将纸扔进垃圾桶,指缝中露出了一抹红色。"别紧张,杨老师,我来给您测测血压。"我拿出血压计、血氧仪,她缓缓伸出手放到我手心,"血压160/95 mmHg,血氧饱和度90%,要不要我帮您联系一辆救护车送您去医院?"杨老师收回手,转过脸,不再看我……这时顾叔叔摇摇头,示意我不要说话。他俯下身,默默地一样样翻出医院开的药品、注射单及病历。

回忆起来,杨阿姨是17年前确诊的系统性红斑狼疮,5年前确诊了结缔组织病相关性肺动脉高压、狼疮性肾炎、骨质疏松、股骨头无菌性坏死,此后的出行几乎只能依靠轮椅。而近三个月出现了逐渐加重的咳血、胸闷、气喘和下肢水肿。

顾叔叔把药瓶递到我手上,我才回过神,仔细地核对起医嘱。完成治疗后,顾叔叔把我带到书房,轻掩上门,缓缓地低声说道:"她最近情况不太好,总是胸闷、咳血,晚上睡不好,她不理你,你不要生气。17 年了,每年大部分时间都在医院里度过,近三年都是在医院里过的年,今年她一定要在家过年,就随了她吧,只要她开心就好。""嗯。"我小声回应着,无意间瞥了一眼书桌,上面有一张手写的乐谱引起了我的注意,我好奇地按照乐谱旋律哼了起来,这陌生的曲子,却如此旋律悠扬、节奏轻快。顾叔叔看出我识谱爱唱歌,他的眼睛也顿时亮了,像个孩子一样向我诉说起来。杨阿姨以前是音乐老师,坚强而优雅,年轻时唱歌有着独特的魅力,很多歌听一遍就会唱了,还能把乐谱写下来,有时会自己写歌。而最近创作的这首歌,因为有她很喜欢的旋律,她希望写得完美,所以一直都还没写完。听完顾叔叔的话,我心里默默地这样想着:这首歌或许能为杨阿姨构筑精神的巢穴。不知哪来的勇气,我轻轻地哼着这首歌的前奏来到窗前,此时身旁的杨阿姨惊讶地看着我,阳光透过纱帘,斜洒在她的脸上,脸色透出一丝红润,"杨阿姨,新年快乐!这首歌很好听,期待您早日完成。"我轻轻地抚触着她的肩膀,迎着我的目光,杨阿姨嘴角露出了一丝微笑,点了点头。

大年初三,天气是雨夹雪,气温比前几日还低,一直放心不下杨阿姨,打了个电话,电话那头传来哭泣的声音:"咳,咳,我这个病好不了,太难受了,这么多年不是在医院就是在家里,让我出去,我想去爬山,我想去看海……"我沉默了许久,说道:"杨阿姨,我去你家看看你吧。""今天是大年初三,过年到患病的人家里不吉利,你不要来。"放下电话,我思前想后,还是来到杨阿姨家楼下,她依然倚靠在窗前,眺望着远方。"她常常胡思乱想、常常想哭,她也知道这样不好,可是控制不住,过年家家团圆喜庆,而我们家冷冷清清,"顾叔叔一边给我开门,一边喃喃地说道,"女儿工作忙,过两天才能回来,她抵抗力弱,怕感染病毒,家里亲戚也不敢来。我女儿跟你差不多大,看到你就像看到女儿一样,谢谢你!"

我轻轻地走到杨阿姨跟前,打开手机放了一首舒缓的歌,指导杨阿姨做放松训练,教她像我一样吸气,口唇缩成口哨状,慢慢呼气,一次结束,再来一次。数分钟后,杨阿姨终于恢复了平静,我抬眼看到桌上那首没写完的乐谱。"杨阿姨,能唱一段让我听一听吗? 好期待呀。"我鼓励地问道。她点点头,轻轻地哼唱起来,清澈的声线如同一缕清风中。"真好听!"我一边称赞着,一边细细打量着她的脸庞,音乐带来的感受是那么真切,仿佛看到了她年轻时的模样。

从那一天起,我和杨老师之间建立了一种特殊的默契。每次我路过她家楼下,都会抬头看看,看她是不是倚在窗边。而每当她看见我时,她也会开心地跟我招招手。

十多天后,我又一次来到杨阿姨家,她面色灰白,靠窗倚坐着,手上默默地写着什么。我走近了才发现她面前仍然是那首没写完的乐谱,只是这一次,她却在写歌词。她问我:"谱子后面还得再改改,我现在抓紧先写写歌词,你帮我看看是用这个词好,还是用那个词更好?"我仔细思考了一下,细细推敲着,还未等我开口,她就用充满期望的眼神看着我,说道:"我会抓紧写写歌词的,这样我们可以一起唱,哪怕是唱一小段也好。等歌全部写好的时候,万一我没有力气唱了,你能唱给我听吗?"我顿时有些犹豫,但当我看到她那坚定的眼神时,我还是点了点头答应她:"好的,我答应你。你要有信心,必须按时吃药,还得定期去医院检查。"

这对她来说也许是意义非凡的一件事,从此我们的关系更加亲密了。我成了她的倾诉对象,她告诉我她对生命的理解和感悟。而我也逐渐被她所感染,学会了更加珍惜每一天。

又是十天过去了,夜幕降临,街上车水马龙,这天是我第一次也是最后一次在晚上去她家里。这一次,杨老师躺在了床上,家人在客厅站着,仿佛在等待着什么,万籁俱寂,她拉着我的手,断断续续地低声念叨着,我只听清了那句"不要为我难过。"我紧握着她的手,泪水止不住地流淌。

那天,她就这样走了……

在她离开后,家人整理她的遗物。在一本笔记本中,发现了杨老师记录着内心感受和思考的文字,以及那首未完成的歌……那首歌终究还是没有完成。

"这是歌的手稿和一封离别信,是杨老师送给你的。"顾叔叔将东西递给我,我接过这封或许早就准备好的信,心情十分沉重。我默默打开,有些凌乱地在字里行间找寻着什么,信上有一句话让我停住了目光:"生命中曾经有过的所有灿烂,终究都需要用生命来偿还。"世界应该是简单的,简单享受着宁静、踏实和满足。

岁月侵蚀的记忆虽有斑驳,但却永不会褪色。当我每次倚窗凭栏时,耳边总响起那悠扬的旋律,仿佛看到她清瘦的身影。在我的生命中,杨老师是一个特殊的存在,她陪伴我走过了一段时光的长廊,她让我明白了生命的脆弱与可贵,她的乐观与坚持将永远留在我的心中!

(夏 卉)

余生陪你一起走

　　盛夏的酷热仿佛都无法温暖余阿姨那颗冰冷的心。当得知老伴被诊断为恶性肿瘤时，她仿佛陷入了无尽的黑暗。尽管心如刀绞，但余阿姨仍强装笑颜，竭尽全力地照顾着老伴。面对生命的无常，余阿姨和老伴踏上了艰难的求医之路。然而，医生最终宣布"姑息治疗"。在那个金秋十月，余工的小女儿协助他来到我们安宁疗护病房。那时，余工已然消瘦，神情木然，小女儿处理完手续后便返回了国外，留下余阿姨独自承担起照顾的责任。

　　由于护理中心地处郊区，余阿姨选择在附近租下一间房，以便更好地照料老伴。为了方便她随时探视，我们调整了探视时间，让她能全天陪伴在余工身边。

　　入院后的余工言语变得模糊不清，只有余阿姨能理解他的意思。他们仿佛形成了一种默契，只与对方分享心声。每当午后阳光洒满病房，我们总能看到两位白发苍苍的老人依偎在一起，低声细语。余阿姨时而点头，时而嘴角微翘，流露出深深的关爱。这时我们都会为他们留下一片宁静的空间，晚间护理也尽量不打扰他们。那份深厚的情感和陪伴，仿佛成为他们生命中最后的温暖港湾。

　　在余工刚入住时，余阿姨对我们充满了疑虑。她担心我们的专业能力不足，无法给予余工细致、周到的护理，甚至担心我们的操作不够轻柔。因此,她坚持亲自照料余工,不放心将任何事情交给我们处理。余工患有颅内继发性恶性肿瘤,常出现饮水呛咳的症状。医生评估后建议,为确保营养供给,应留置胃管。然而,余阿姨对此提议始终持有异议,坚决拒绝。她坚信,通过自己的细心喂食,可以逐渐减少呛咳的发生。然而事实上,病理反应并非如此简单,呛咳仍然时有发生,甚至引发肺部感染,使余工频繁发热。面对余阿姨的固执,我们耐心沟通,同时也让她了解到留置胃管后的实际情况。经过深思熟虑,余阿姨终于签字同意。当胃管置入的那一天,余阿姨在病房外泪流满面,低声呜咽。我们温柔地安慰她,试图平复她的情绪。她哽咽道:"老余以前非常注重形象,每天都打扮得整整齐齐。现在这样,他心里一定很痛苦。"说着说着,她的哭声越来越大,我们只能默默陪伴在她身旁,给予她最温暖的安慰。

余工,这位高级工程师,已经在他的领域内为国家作出了卓越的贡献。而余阿姨,作为一位大学教授,也是一位高级知识分子,她与余工相濡以沫,共同度过了无数难忘的岁月。如今,面对余工的病痛,她心中充满了无奈与心痛。自从余工留置胃管后,他的饮食摄入量得到了有效保证,肺部感染的情况也明显好转,这让余阿姨稍微松了一口气。为了让她放心,我们每次提供给余工的饮食都经过她亲自把关。我们教会她如何掌握流食的温度及每次所需的量,还告知了她相关的注意事项。起初,她总是坚持在喂完余工当天的最后一顿后才返回酒店。随着时间的推移,她逐渐放心了,因为她看到了我们的专业态度和悉心照料。最终,她完全相信了我们。

余工因为留置胃管而不太方便讲话,但余阿姨总能洞察他的内心。伴随着舒缓的音乐,余阿姨与余工分享生活中的点滴及温馨时刻。余工的回应或许只是一个凝视或嘴角轻扬,但这对余阿姨来说已经很不错了。

尽管如此,余阿姨从未放弃对余工的治疗。她坚信余工的身体有恢复的可能,期待他重回昔日的最佳状态。她不愿将这些仅停留在回忆中,于是她四处搜集关于癌症治疗的各类信息,无论国内外,无论有效与否,她都愿意尝试。无论多么艰难,无论希望多么渺茫,她都竭尽全力去寻找治疗癌症的方法。

当我们知道她的做法后,曾试图劝阻,但余阿姨认为我们在阻碍她对余工的有效治疗,甚至对我们产生了误解。为了解决这一困境,我们请来了余工的大儿子。经过深入交流,我们才明白:自从余工被诊断为癌症且无法继续治疗后,余阿姨便开始寻找各种方法来治疗他。她用自己的方式、用自己的力量守护着这位与她相伴多年的老伴。子女们多次劝她放弃,都未能动摇她的决心。后来他们才慢慢意识到,这是母亲坚守的信念,是她在陪伴父亲度过最后的时光。无奈之下,余阿姨的子女们选择了妥协。

为了更好地支持余阿姨和余工,我们与她进行了一次深入的交流。我们详细地向余阿姨解释了余工的现状,他已处于生命的终末期,这个阶段不仅需要生理上的照顾,心理上的支持也同样重要。在这个关键时期,家人的陪伴显得尤为重要。我们向余阿姨坦诚地说明了可能出现的状况,以及家人需要提前做好的准备事项,如备齐所需物品,通知想见的家人等。我们向余阿姨普及了安宁疗护的理念,让她明白在余工生命的最后阶段,我们的目标是为其提供一个安宁、舒适的环境,减少遗憾。我们询问余工是否有未完成的心愿,我们可以提供必要的协助。同时,我们提醒余阿姨注意某些偏方和措施可能会给余工带来不必要的负担。现阶段,我们的愿望是让余工能够过得更加轻松、舒适。

听到这些话后,余阿姨泪流满面。她向我们倾诉了她的执念。她仍心怀一丝希望,期盼有奇迹发生。然而,面对生命的脆弱和命运的无常,她的希望显得如此渺茫。余阿姨希望能把老伴赚的钱都用在他的身上,不论是否有实际用途。她明白他这一辈子过得很辛苦,心疼他到头来没有享到福。祈求命运能够善待他,毕竟他是一个如此出色的人。经过这次沟通,余阿姨重新开始了她早出晚归的生活,但这次她只是静静地陪伴在老伴身边,偶尔聊聊天、一起看看书,唯一不变的是,他们始终牵着彼此的手。

在余工生命的最后阶段,余阿姨的陪伴给了他无尽的安慰和支持。他们相濡以沫,度过了人生最后的时光。在这个时刻,他们轻声细语,充满了爱恋和不舍。他们的感情深厚而真挚,无法用言语来形容。最令人动容的是,即使在生命的尽头,他们的情感依然浓烈而深沉。这种情感无法化解,无法割舍,成了他们永恒的纽带。他们的故事让我们深刻地感受到了爱情的力量和陪伴的重要性,也让我们对生命和爱情有了更深刻的思考。

(华敏颖)

时光时光，请温柔些

安宁疗护病房就像一个安宁版的人间世，上演着一幕幕游走在死亡边缘的痛苦挣扎。每天面对生离死别，需要我们练就强大的内心来应对。充满悲情的安宁疗护病房却也总是有那么几个令人感动的瞬间，令人肃然起敬的人物和细水长流的默默陪伴，构成了安宁疗护病房独特的风景，在萧瑟的寒意中渗透出丝丝暖意。患者和家属相互扶持，汲取力量共同走完这段异常艰难却充满温情的旅程，令人感动不已。今天我想说的是小潘的故事。

一年前安宁疗护病房内住进了一位年轻的小伙子，几个月前刚确诊了弥漫性大B细胞淋巴瘤，到处求医治疗，前往全国各地的医院咨询医疗信息，哪怕有一点点的希望都去问询，可是每个医院的权威都无一例外给出同样的答案——没有康复的希望。小伙子毕竟还不到30岁，他还想活着，他还有好多事情没有完成，还没有成家立业，父母渐渐老去还没有尽孝……可是现实是残酷的，经过了否认、愤怒之后只能渐渐地和自己的情绪和解。

我们看到这个小伙子皮肤白皙、面容消瘦，最令他痛苦的是，因食管瘘导致唾液不能咽下去，只能不断地把唾液吐出来。他每天都端坐在沙发或凳子上，不能平卧，睡觉时也就这么坐着，闭着眼睛养神。小伙子平时话语也不多，文质彬彬的，每天都低着头，手里永远拿着一个手机在玩游戏，也许此时此刻他不需要多少的言语和打扰，虚拟的游戏世界就是他的精神寄托。很多次我们都想打开他的心扉和他聊聊，他却每次都含笑示意而注意力还是在他的手机上。我眼见着他一直坐着体位不舒服，就搬来了单人沙发椅。松软的沙发椅脚边还有块搁板，平时可以把搁板放平，这样小伙子把脚放在搁板上就舒服多了。小伙子依然只是微笑着表示感谢。

和他母亲细聊方得知，小伙子曾经有过军旅生涯，在北京当过两年兵，在部队里也是表现优异，母亲的手机里珍藏着儿子在部队里获得的奖状，她递给我看的时候嘴角边扬起的笑意蔓延开来，影响着我，也感染着我，让我能深深地感受到母亲的欣慰之情。看得出来优秀的儿子曾经也寄托了母亲的几多期许和希冀。

他退伍回来后在一家公司做信息技术维护工作，本来想接下来就按部就班照着正常人的人生轨迹解决结婚、生子等人生大事，可是世事难料，不幸患上绝症。对父母来说，孩子生病比自己生病更心疼。"如果疼痛能转嫁那该多好。"母亲苦笑着开着玩笑，笑容里是抑制不住的心酸，她说儿子从小就乖巧懂事，也很懂得体谅，如果他反叛一些，她心里也许还会好受一些。我安慰着她："很多事情，不能不说是命运的安排，生命中总是会遇见好的和坏的事情，我们能做的只能是坦然接受和面对"。

日子一天天流逝，直到有一天他家里发生了一件意外之事——家里的贵重物品都不翼而飞了，他妈妈急匆匆地回家处理。我怕他一个人待着孤单，就坐着和他聊天。那天他和我讲了很多，说了一些父母之间的恩怨纠葛，原来他们是再婚家庭，父亲年轻的时候只懂得享受，从他记事起父母之间的相处总是吵吵闹闹的，他说他现在有生之年的唯一愿望就是希望父母能够和平相处，他现在这么痛苦实在还是没有勇气，不然真的想自杀结束生命。他说：

"我现在只能用游戏来麻痹自己和打发时间，你永远不能感同身受！"我说："确实，身体上的疼痛我无法感同身受，但是目睹了那么多的患者在生命末期的痛苦和折磨，其实我是能理解你们心灵的无助和绝望，宣泄是需要出口的，我也认同着你把游戏作为宣泄情绪的方法。"

之后，我和他母亲做了一次深入交谈，转达了她儿子的心愿。其实他们夫妻之间还是有感情基础的，只是拌嘴，是两个人的相处方式而已。在儿子的最后时光希望他们改变相处的方式，尽量在儿子的有生之年和平相处，让孩子能够安心地走。父亲其实也是爱儿子的，让他每天和孩子视频的时候，哪怕没什么话说，一句简单的问候也算是传递了父亲的关心。在后面的日子里，父亲也总是给母亲烧好饭拿过来，在儿子的病床前坐一会儿，一家人在一起的画面十分温馨。

因为食管瘘的问题，小伙子稍有疼痛就会咳嗽，于是每天的吗啡注射频率越来越高，从一天三次到一天四次甚至更多，母亲也和一般家属一样提出吗啡成瘾的顾虑。经过多学科团队介入，医师和药师合作给予评估和吗啡滴定，向家属解释在生命的最后阶段，在这种情况下减少患者的痛苦才是首要解决的问题，只要循序渐进慢慢加量，一般是没有问题的，母亲听完后也打消了顾虑。

每天我们交班的时候，小伙子还在睡觉，厚重的窗帘拉着，房门紧闭，我们轻轻地走过他的房间，让他好好地休息，房间的东西也是随意地放置着，像在家里一样。生活已经日夜颠倒的小伙子也只有在安宁疗护病房才能享受他难得的片刻休息时光。

慢慢地小伙子和我们熟络起来，心情也变得开朗，打游戏之余迷上了网购。每天购买好多小零食，例如烤肠、薯片、饼干、蜜饯等,在病房里开起了"小卖部",他是"店主",我们是他忠实的"顾客",他会在母亲的协助下做好诸如烤肠之类的东西送给我们吃,我们也从一开始的推却到盛情难却,再到分享着那份他给予的快乐,看着他开心地笑着,我们心里有种说不出的快乐。

在小伙子入住安宁疗护病房一周年的日子,本来想筹备一个庆祝会,可是考虑到小伙子不喜欢热闹,和护士长商量后还是作罢。我回家之后,回想起这一年来和小伙子一起走过的日子,编辑了一段话:守望相助的日子值得纪念,未来的日子一起加油!

时光请慢些吧,时光请温柔以待!请让有爱的亲人多一些相处的时光,人间有爱心中才充满阳光。可是愿望是美好的,离别终究还是来到,潘弟弟年轻的生命最终还是走到了尽头,因为平时和潘妈妈总是有意无意地聊起"万一他走了之后你会怎么样",让她心里有了思想准备。潘妈妈在真正面临儿子离世的时刻没有那么手足无措,能够理性地面对,可是丧子之痛需要时间来慢慢磨平。前几天和潘妈妈微信聊天,问起她的近况,给予她一些居丧期的指导和哀伤抚慰,逝者安息,生者继续好好地生活才是对逝者最好的交代。相信坚强的母亲经过时间的疗愈,会带着儿子的祝福好好地生活。

花开花谢,人来人往,雁过留声,人过留痕,世界上的万物都遵循着它自己独有的生命周期,或长或短,有缺憾也有完美。当生命进入倒计时,积极治疗效果不明显的时候,安宁疗护或许是最好的一剂良药,用温情和陪伴照亮患者的归途,让患者无憾、无怨、安详地走完最后一程。

（杨旭红）

爱的供养

　　茫茫人海中，因为安宁疗护，因为爱的港湾，一位耄耋老人和金山卫镇社区卫生服务中心的安宁疗护护士相聚在一起。她是走在生命边缘的患者，带着一生的故事向我们走来。我们是白衣天使，是以爱的名义出发的生命的"摆渡人"，为她驱散身体的疼痛。她用她的人格魅力滋养着我们，她是榜样，让我们的人生有了坚定的方向。

　　鹤发童颜的她叫李迺瑛，如果不是躺在病床上，谁都想不到她会是个八十多岁并且绝症缠身的病患。她身上举手投足间散发出来的儒雅气质和知性美吸引着我们，让我们不由自主地想靠近她，想了解她……

　　李奶奶出生在一个书香门第的大家庭中，父母亲用他们一辈子的感悟对孩子谆谆教诲：先做人，再做事，做人要做公平正义之人，做事要做实事求是之事。父母亲对孩子的教导影响着孩子的一生，更是在李奶奶身上淋漓尽致地表现出来。

　　李奶奶很健谈，安宁疗护护士总是喜欢听她讲她的光辉岁月。护士询问奶奶有没有遗憾，奶奶斩钉截铁地说："这辈子我无愧于心，只有别人欠我的，我从来没有亏欠过别人！"一个人要有多大的自信才能说得如此坦坦荡荡。奶奶退休前也是身居要职，但奶奶从来不会利用职务便利贪污国家一分钱。在奶奶退休的时候，她还跑到民政局把自己以前实在拒绝不了的礼物（衣服、电子表、小闹钟、睡衣、毛衣等）折合成五千元人民币交到了民政局，民政局反复和她解释他们没有收缴的权利，后来实在拗不过奶奶，无奈之下民政局把这笔钱作为善款捐助给了有需要的人。高风亮节的李奶奶时刻践行着共产党员的风采，为人民服务，不带走一砖一瓦，早在20世纪90年代老夫妻俩就签署了遗体捐献的志愿书，等身故之后把遗体捐给有需要的人。

一张和外国人合影的照片吸引了我的视线，原来奶奶退休前曾经两度支援过巴基斯坦核电站的建设，和巴基斯坦人民建立了深厚的友谊。巴基斯坦旖旎的风光以及淳朴善良的巴基斯坦人民，至今仍留在奶奶的记忆里。奶奶指着照片上的他说："这是我的救命恩人，那个谁谁谁……"原来在巴基斯坦的时候，奶奶曾经发生过一起车祸，是巴基斯坦的兄弟挽救了她的生命，因为得到了及时的救治，奶奶才能够化险为夷。奶奶回来之后写下了三千字的回忆录，记下了她在巴基斯坦的点点滴滴，奶奶的心愿是想把她写的回忆录翻译成英文，想让巴基斯坦的兄弟姐妹能够看到，这个心愿藏在她心里至今已有二十年之久了。本来最近奶奶想把她的文章交给远在加拿大求学的孙女翻译，可是孙女毕竟资历尚浅，英语火候欠佳，奶奶文章中的关于赞美巴基斯坦春夏秋冬的诗句，对她来说有一定的难度，没能够帮奶奶完成。奶奶非常遗憾："看来这个心愿是没有办法完成了！"

当我把李奶奶的想法讲给总护士长听时，总护士长当下就跑到病房跟李奶奶促膝交谈了半天，表示会尽一切力量帮助她完成这个心愿。由于老人已卧床不起，与时间赛跑必须争分夺秒。总护士长千方百计找英语翻译，不到一周的时间就把文章翻译成了英文并交到了李奶奶手上，我从老人的眼神里看到了希望。然后总护士长又利用一个下午的时间赶往金山区政府外事办，她和外事办的同志积极沟通，希望能借助政府的力量把奶奶的文章发表在巴基斯坦的报纸上，被感动的工作人员积极联系上海市外事办，但请求无果的沮丧没有阻止总护士长的愿力。她又去找上海日报的记者，记者特地从市区赶过来，一个中午都在饶有兴趣地听奶奶讲述她的生平。半个月之后，在上海日报的第四版都市新闻专栏上整个篇幅刊登了李奶奶的事迹。报纸寄过来时，奶奶爱不释手地看了又看，眼眶又红了。在 2019 年 11 月 28 日，上海日报的记者又传递过来一个好消息，经过多方沟通交流之后，巴基斯坦的报纸上转载刊登了李奶奶的文章，皆大欢喜！奶奶多年的心愿达成了，我们都不禁欢呼，奶奶也喜极而泣。奶奶和爷爷商量着怎么感谢我们，于是精心制作了一面锦旗送给了"爱的港湾"服务团队，千言万语不言谢，一面锦旗凝聚着奶奶沉甸甸的谢意。

李奶奶是爱的使者，她用她的人格魅力深深地让我们折服，我们也尽我们所能陪伴她走过在安宁疗护病房的日子，得知她还有个心愿——百年之后想把名下的房子留给女儿，于是在医务科科长和护士长的见证下完成了遗嘱见证的录音。暑假里，远在加拿大的儿媳妇和孙女漂洋过海来看她，我为她们拍了一张合影。阳光正暖、微风刚好，瘫痪在床的奶奶已经半年没有下床了，我们商量着选一个天气晴朗的日子推奶奶到花园沐浴阳光。择日不如撞日，不如今天吧……

在举国同庆之际，安宁疗护护士和志愿者一起陪伴她观看阅兵式，又端来热气腾腾的国庆喜面一同分享。激情昂扬的国歌奏起，五星红旗迎风飘扬，每个人都有一种爱国情怀油然而生，而对于像李奶奶这样老一辈的共产党员来说,见证了祖国翻天覆地的变化,他们的爱国情怀更浓厚、更真切。李奶奶的眼中噙着泪花,感恩自己在有生之年还能看到祖国的盛世容颜,感觉此生没有遗憾了。

美好的时光短暂易逝,夕阳的生命来日无多。安宁疗护护士与她朝夕相伴而来的情谊日渐浓厚,总想给她和她的家人留下点什么,我把她的故事和她在安宁疗护病房的日子写成了美文转发在朋友圈,收获数千的点赞,奶奶的高光时刻在安宁疗护病房得到绽放。

2020年1月21日,迎来了李奶奶80岁的生日,那时的她又清瘦很多。为留住生命中的宝贵瞬间,"爱的港湾"团队的成员精心为她准备了庆祝会,一张全家福,一张大合影,一个灿烂的笑容永远留在了我们的心中。2月13日凌晨,李奶奶生命的休止符定格在了那个时刻,安宁疗护护士为奶奶的家属安排了最后的告别会,爷爷在告别会上那句深情的告白:"你先走,等着我。"令所有在场的人无不动容。当遗体接收站的车子缓缓开动的时候,安宁疗护护士深深地向奶奶鞠躬:"奶奶一路走好!"

金山卫镇社区卫生服务中心"爱的港湾"团队的成员们,用真情真心浇灌着安宁疗护这块田地,因爱起航,因缘相聚,倾心奉献,真诚付出,叙述人文故事,书写医学温度,在幽谷伴行中得到启发和激励,也带给他人爱的感动。

(杨旭红)

天堂的那颗星

　　总想提笔写写她,写写这个曾经的天之骄女,可是好几次又欲言又止,不愿触碰心底的那块柔软,生怕一揭开,如潮的惋惜和心疼冲击着我原本脆弱的心脏,悲伤不能自已。当年轻的她真的离去的时候,我终于鼓起勇气,写她的经历,写写她在最后的日子里与父母相伴的日日夜夜,留下关于她在安宁疗护病房的回忆,算是对她的缅怀吧。

　　初见曹姑娘,是她刚入院那天,我原本休息在家,却因为同事们都没有见过曹姑娘身上带入的新型输液装置——输液港,被护士长召唤到医院。匆忙走进病房,映入眼帘的是一位年纪轻轻、皮肤白皙且毫无血色的姑娘,她双眼紧闭、了无生气地躺在病床上。我心里想:这么年轻! 又是得了不好的毛病? 果然,姑娘的妈妈指着埋在姑娘胸壁前皮肤里的像纽扣一样的东西问我:"杨老师,这个你能维护吗?"我低头一看,原来是输液港,在专科护士培训的时候见到过,但是没有亲手操作过。我把情况和阿姨解释了一下,并询问了阿姨以前是怎么维护的,阿姨解释说:"以前是请金山分院的一名护士出诊维护的。"于是,我就建议阿姨把护士同行请来,手把手地教会我怎么维护输液港,在之后曹姑娘在安宁疗护病房的两个多月里,我接下了维护输液港的工作。

　　在一次次接触中,我慢慢地了解了这个姑娘在生病以前辉煌的人生经历。拥有双学士学位的她，从小到大就基本不用父母操心，独立规划着自己的人生，赞美一个人的褒义词可以淋漓尽致地用在她的身上：品学兼优、才貌双全、积极上进、发奋图强……她在名牌大学毕业后，又马不停蹄地踏上了在法国的求学之路，可刚毕业回国一个月就查出了脑瘤。这个噩耗就像晴空霹雳般打击着这个原本幸福的家庭。一直都是顺风顺水、没有受过什么挫折的家庭一下子傻眼了！曹姑娘的父母难以接受这个事实，到处求医，可是每一次的结果都是一样的："晚期脑瘤，积极治疗意义不大。"终于，曹姑娘的父母接受了这个残酷的事实，在最后的时光安排女儿住进了安宁疗护病房。

在安宁疗护病房的她，每天安安静静地躺在病床上。一开始，还能"嗯啊"地发几个单音节的词回应父母的呼唤，曹妈妈总是轻声细语地和她说话，小心翼翼地为她擦拭，每天为她洗澡，隔一天给她洗头，轻轻地为她按摩全身的皮肤。每个动作都是轻轻柔柔的，在她的眼里女儿现在就像个瓷娃娃一样，生怕碰痛了伤了她。女儿的一次皱眉，一次发音，一次眨眼，对于母亲来说都欣喜若狂，不用言语，她都能知道女儿此时此刻需要什么，母女之间的默契是在长久陪伴中形成的。

曹妈妈的照顾无微不至，很多时候我们除了做一些治疗性的护理工作之外，好像并不能给予曹姑娘多少帮助，但也会和曹妈妈聊聊天，会在聊天中评估曹妈妈的心理状态和情绪，为她做好心理建设，万一曹姑娘离世了，也能够有所准备而不至于措手不及。曹妈妈苦笑着说："住进安宁疗护病房的时候，其实她和她爸爸已经做好心理准备了，不想让她插满管子，只想让她的最后一程走得平静一些。"在安宁疗护病房工作这么多年，我最怕这样的场面，我知道此时安慰的言语显得那样的苍白无力,病房里留下的往往是一阵长长的叹息和彼此之间心照不宣的惺惺相惜。

一个温暖的午后,病区里像往常一样安静,我们也在护士站开始准备下午的工作,各司其职地忙碌着。突然,一阵急促的呼唤声从病房的一头传过来:"医生,快来!"职业的敏感,促使我心中一紧:怎么啦,难道又有人不行了吗? 我三步并作两步地往声源处走去,原来是曹姑娘在抽搐,只见她牙关紧闭,全身用力,整个人都绷直着。曹妈妈急得手足无措,害怕她咬舌头,曹爸爸见状已经把自己的一个手指硬生生地塞进了女儿的嘴里,女儿的牙齿死死地咬着爸爸的手指,曹爸爸强忍着疼痛,只为了争得抢救先机。我急忙拿起压舌板,放进了她的嘴里,曹爸爸才慢慢抽出了手指,手指上一圈深深的牙齿印赫然在目,皮肤已经沁出了血液。遵照医嘱,我把一粒抗癫痫的药轻轻地塞进了曹姑娘的嘴里,然后耐心地陪伴在她的床旁,眼睛紧紧地盯着她的变化,压舌板始终握在手里,一刻都不敢放松。慢慢地,她安静了下来,身体也舒展开来,又恢复了往日的平静和安详。在场的每一位心里都舒了一口气。

虽然曹妈妈知道属于女儿的日子已经不多了,现在的每一天都是在和死神拉扯,每一分每一秒都是宝贵的,但是真当那天来临的时候,曹妈妈还是泣不成声。那天,办好丧事之后,曹妈妈来办出院手续。她迎面走来,一副憔悴不堪的样子,这几天肯定伤透了心。我张开双臂给了她一个拥抱,轻轻地拍拍她的肩膀,鼓励她宣泄情绪。曹妈妈靠着我的肩膀像个孩子一样嘤嘤地哭起来,我知道此时此刻,无论什么言语都是苍白无力的,或许我没有她同等的悲伤,但我理解她心里的苦和痛。白发人送黑发人的悲哀是天底下最令人走不出的伤痛,无论如何不舍与悲痛,唯有面对现实,以后只有梦里相见。"此生此世母女情缘虽只有短短的二十八年,女儿也肯定希望妈妈早日走出伤痛,开始新的生活。"我鼓励着曹妈妈,日后的生活,可以和曹爸爸出去旅游或者重新拾起她放下的会计工作,不要一直沉浸在失去女儿的痛苦中。

后来,我们也电话联系了曹妈妈。经过时间的疗愈,曹妈妈已经开始了新的生活,也在社区里参加了一些志愿者活动,力所能及地帮助弱势群体。曹妈妈说:"之前我是一个'小我',我的女儿是邻居眼中的'别人家的孩子',优秀的女儿是我的骄傲,女儿的成功也代表着我的成功,那时的我无疑是欣慰和虚荣的。可是女儿的离世告诉了我,世界万物没有永恒不变的,每个人都有他的使命,他的生命价值,女儿生命的精彩,我想帮她继续延续下去。"我想在曹妈妈的心中女儿一直活着,只是用另一种方式陪伴着她,化作了天上的一颗星星看着她,成为她下半生的生活动力。

在安宁疗护病房工作这么多年,我们讨论最多的词语就是"舍得""放下""世事无常""活好当下",安宁疗护疗愈的是患者、是家属、更是我们医务人员自己,"强大内心,过好当下。"我默默地对自己说。

(杨旭红)

"我"的另一次生命

生命,既庄严又严肃。生的开始,就有了命的存在。生是变化的,活生生的;命是不变的,注定的规律;生命就是这两个变与不变相融合的过程。生命是脆弱的,并非想象中的坚不可摧。人,其生也柔弱,其死也刚强。

在安宁疗护病房这个被称为"离天堂最近的地方",同时也是临终患者最后的家。那天又迎来了新的家人——老曹。那是在一个微风拂面的夏日,空气中弥散着淡淡的药味。老曹虚弱地躺在病床上,面容憔悴,他左手腕缠绕的纱布,微微渗透出些许血迹,这是老曹在前几天想结束自己生命时留下的痕迹。老曹似乎察觉到我关注他伤口的眼神,悄悄地将手隐藏到衣袖内。

"一定很辛苦,才让您有勇气以这种方式与世界告别吧!"我的话,好像触动了老曹内心最柔软的一面,他抬起他那张刻满皱纹的脸,说道:"他们都责怪我,我也是不想拖累家人。"

"我知道您一定非常爱您的家人,尽一切力量照顾着每个人,但是我们也有需要休息和放下的时候。"我试图安慰他,劝他学会放下。

"所以我选择结束我的生命,但我没有想到那一头不要我,我居然没有死掉。当我醒过来还能感到心脏跳动时,我疑惑我怎么还活着,活在这块黄土地上,我居然还活着……"老曹激动地说着。

"我能理解您的选择,可是事与愿违,没想到给您带来了更大的痛苦,既然那头不接收您,我们现在就更应该好好地活着。"

我向老曹简单介绍了安宁疗护,并且针对他的状况进行了全面评估。在心理痛苦评估时,我循序渐进地鼓励他说出内心真实的想法。"当被诊断为肺癌伴骨转移的时候,我的内心就遭受了巨大的打击。治疗花费了我的大部分积蓄,但身体状况还是每况愈下,伴随而来的疼痛让一切失控,我知道死神已经在不远的地方盯着我了。我拒绝一切治疗包括镇痛,就是想早日结束被死神笼罩着的黑暗日子。可是癌痛却让活着的每一天都是煎熬,终于在一次疼痛发作时我想悄悄结束自己的生命。"或许是触及内心深处的痛苦,老曹的语调渐渐变得有些低沉,还带着一丝哽咽。

"是啊,经历了这么多一定很辛苦,"我点着头回应他,"关于疼痛,您能和我具体说说吗?"在老曹的配合下我们一起完成了疼痛评估。我大致了解他的疼痛性质、部位、程度、伴随症状、加重因素、有无缓解方式。通过评估,老曹也对自己的疼痛情况有了清晰的认知,虽然对于"规范用药可以有效控制与缓解疼痛"的说法还是半信半疑,但是老曹已经愿意尝试配合我们的镇痛方案。

第二天,我早早来到他的病房,老曹神情平静地躺在床上,看起来精神状态很好。我轻声问他:"昨天晚上睡得怎么样?"老曹神情愉悦地笑了起来,言语之间吐露出对我们深深的感激之情:"我已经好久没有这么舒服地睡一晚了,感觉真是太棒了!我真的应该早点认识你们。"他久违的笑容如阳光般明媚,我也不由自主地跟着笑了起来。我感到内心充满了成就感,因为我们的工作让老曹度过了一夜很久没有过的安稳时光。

在接下来的一段日子里,老曹每晚都享受着安稳的睡眠,他不再因为疼痛而辗转反侧，这样的改变让他的精神状态得到了有效的改善，他感谢医务人员，给了他另一次生命。我们的关系也因此而变得亲密无间，老曹甚至会主动跟我们沟通交流。

时间和生命的流逝总是无法避免，老曹的身体状况开始走下坡路，疼痛开始加重，使用吗啡的剂量越来越大，胸水增加，呼吸变得越来越急促，他的身体已经被病痛摧残得支离破碎。他眼窝深陷，嘴唇干裂，但他那双眼睛，依旧充满神采，依旧满含希望，在与死神搏斗的过程中，他用行动诠释着生命的顽强。

"小杨，这三个月的安静生活是我赚的，我是一个在鬼门关徘徊过的人，你们给了我另一次生命！"老曹握着我的手，虽然枯瘦却很温暖。在一个静悄悄的夜晚，老曹走了，走得很安详……

三个月时间很短，却被老曹视为他的另一次生命，在另一次的生命里他感受到了更多的温暖和爱！被爱可以让我们变得更加坚韧，可以让我们更加勇敢地面对生活中的种种挑战；被爱的人，心中充满了希望和力量。我们要敢于打开心扉，去感受生活中的那份爱和关心。当心灵得到爱的滋养之后，心扉就能被打开。

老曹已经走了，看着安静的病房，病房里不时传来护士和患者的笑声，忙碌的白色身影……我的内心平静又踏实，在这里我们帮助患者打开心扉，使他们感受到爱与关怀，得到安慰和温暖。安宁疗护任重而道远，使命感油然而生。

（杨霜霜）

生命最后一公里的关爱与温暖

　　安宁疗护是以临终患者和家属为中心,以减轻患者的痛苦及其他不适症状,为其提供舒适的照护、心理疏导、精神安慰及社会支持等为目的,通过多学科团队协作的模式,让患者在生命最后的时刻能够安详、有尊严、心无牵挂地走完人生最后的旅程,让在世的人感到释然、得到慰藉。

　　现在让我们暂时放下手中的一切,静静地倾听我们中心安宁疗护病房里发生的感人故事,感受生命最后一公里的关爱与温暖吧!

心无牵挂的周先生

　　周先生是位患有喉部恶性肿瘤伴淋巴转移的患者,来我中心安宁疗护病房时颈部已有一个很大的肿块,散发着恶臭。我们特意给他安排了单人单间,在房间里布满了绿植,墙壁上挂满了一幅幅温馨的图画,为他营造一个安心舒适的环境。

　　他刚来时话很少,经常两眼无神地看向窗外,不愿意与我们交流,总是刻意保持一定的距离,每顿就吃几口稀饭,眼角经常含着眼泪,家里也没有亲人来探望他。

　　我轻轻地走过去,将手放在他肩膀上,和他打招呼:"您好,我是您的责任护士小赵,您有什么需要我帮助的吗?"

他有气无力地说:"我吃不下东西,脚没有一点点力气,能不能麻烦你把我送到华发路?"

我说:"您身体那么虚弱,氧气这两天也一直吸着,有什么事情我来帮您做吧!"

"华发路",不知这里有什么样的牵挂,让如此虚弱的周先生如此坚持。经过一番沟通,我们得知:原来周先生离婚了,他与前妻结婚近 30 年,感情一直特别好,但是三年前因为有点误会而离婚了。离婚后,他很后悔当时没有解释清楚,因为还深深地爱着前妻,离婚后他借酒消愁,再加上生活不规律,一年前查出了喉部恶性肿瘤伴淋巴转移,感觉自己时日不多,他怕永远见不到前妻,可又不想让前妻看到如今生命如纸片般的他在痛苦中挣扎。怕前妻难过,他就想在小区门口远远地看看她。

"以前你们感情这么好,您这么爱她,她也一定很爱您吧!没有什么是不可以放下的,把当年的误会解释清楚,不要给自己和对方留有遗憾。"我鼓励他给前妻打电话,解释清楚。

听了我的话他点了点头,终于鼓足勇气拨打了他前妻的电话。老周说当时他很紧张,心里忐忑不安,五味杂陈,当得知他前妻要来探望时,虽然他嘴上没说什么,但由内向外散发的喜悦却溢于言表。

"首先您要好好吃饭,您爱人看到不肯吃饭的您肯定会伤心的,吃了饭有了精神您也可以多陪陪她。"

"嗯,小赵你说得很对,我得好好吃饭。"

"那快洗洗手吧,我让食堂阿姨给您做了份排骨汤。"

他起身下床,第一次吃了整整一份午饭。

为了这次相见周先生精心准备,换上干净整洁的衣服,刮了胡子,梳理头发,房间窗户打开通风,被子叠得整整齐齐……老周怀着忐忑的心情等待着前妻。

自那次探视后,周先生与前妻冰释前嫌。前妻一直守护在他身边,每天陪着周先生看看报,聊聊天,花园里走走,换着花样给他做饭。周先生虽然吃不了几口,但是对他来说已经很满足了。

有一天周先生拉着我的手说:"小赵,谢谢你,在你的帮助下我心情好多了,胃口也好了,和我心爱的妻子解开了误会,我死而无憾了。"

我看到他嘴角挂着的微笑,心里也替他高兴。半个月后周先生在前妻的陪伴下无遗憾、无牵挂地离开了大家。

张大爷"甩不掉的小尾巴"

在安宁疗护病房里,有这样一位患者,我们尊敬地叫他张大爷。张大爷,是位胰腺癌晚期患者,刚来我们安宁疗护病房时脾气非常暴躁,对大家都充满了敌意,不肯洗澡、不肯吃饭,还吵着要拔掉经外周中心静脉导管(PICC)。

我作为责任护士,来到张大爷身旁,关心地问:"张大爷,这根管子跟着您多久了,它给您带来了什么烦恼? 能跟我说说吗?"

他没好气地说:"有这根管子已经半年了,最近睡觉的时候老是觉得它在说'压到我了,压到我了',搞得我神经都衰弱了,一到晚上就听到这个声音,觉也睡不好,心里很烦躁。"

我说:"这个情况从什么时候开始的? 如果让您给听到的声音取个名字,您会叫它什么?"

他说:"这种情况已经有一个多月了,有一天晚上我脱衣服不小心拉到了它并且把它脱出了两厘米,从那以后我晚上就会听到它的声音,听到就会很害怕,就叫它'甩不掉的小尾巴'吧!"

我说:"它给您带来了什么影响呢?"

他说:"这个'甩不掉的小尾巴'出现后对我的影响很大,我晚上就特别害怕脱衣服睡觉,也不敢翻身,就怕压到它,现在我都不敢洗澡了,就连吃饭我都用另外一只手了。"

我说:"嗯嗯,您已经很勇敢了,这个'小尾巴'跟着您已经半年了,再做些治疗,胃口跟上去就可以把它拔掉了。现在我教您如何固定好它,在拔掉之前可以让它老老实实地跟着您。"

他半信半疑地说:"我这个'甩不掉的小尾巴',你们小医院有能力维护它吗?"

我听到他的疑问后坚定地说:"我们有 PICC 导管维护专科护士,并且我们开设了 PICC 维护门诊,为居民维护了好几百次了,您就放心吧。"

他听后依旧半信半疑,我把他带到 PICC 维护门诊室。他看到其他来维护 PICC 导管的患者后,也就没有那么担心了。

我在他手臂下铺了块治疗巾,用娴熟的技术给他做了消毒、抽回血、贴膜、固定、记录,待一系列操作结束后,他向我竖起了大拇指,笑着说:"没想到你的技术和大医院维护得一样好。"我又耐心地给他讲解了 PICC 导管的注意事项,给他套上了导管保护套,这样在穿、脱衣服时都能牢牢地固定好导管。在他洗澡前我又亲自用保鲜膜给他包裹好,等洗澡出来后贴膜依旧完好无损。他满意地笑了,再次对我竖起了大拇指,从那以后他也能放心地做一些力所能及的事情了。

　　之后,他更积极地配合我们的治疗。慢慢地,他的脾气越来越谦和,还会与我们分享一些他开心的事情。然而,随着病情的不断恶化,张大爷的身体及各项指标都越来越差,临近生命的终点,说话都很吃力,他只能用摇头、点头来表达意愿,我坐在床旁握着张大爷的手,给予他最后的陪伴和力量,陪他有尊严地走完了人生的最后一程。

　　中心开设安宁疗护病房以来,我们用真诚、爱心对待每一位患者,通过倾听患者的故事,关注患者的内心感受,与患者共情,并发现护理要点,为患者实施护理干预,及时提供帮助。使生命临近终点的患者及处在悲伤中的家属感受到人世间的温暖,这就是安宁疗护工作的温度和意义!

(赵丽丽)

做温暖生命的"摆渡人"

阳光穿过斑斑驳驳的树影,三三两两地洒在病床前,阳光中夹杂着些许谈笑声,一份暖意,一片祥和……

查阿姨今年 72 岁了,是一位胰腺肿瘤伴腹水晚期患者,身着病号服却不失上海阿姨的精致,短卷发干练又不失温婉,目光自信且犀利。然而持续的病痛折磨还是会让人出现悲观的情绪,查阿姨出现了胃纳差,频繁恶心呕吐,睡眠也欠佳,生存期评估天数仅为 45 天。

记得那一次,我轻轻地梳理着挂在她前额上的发丝,安慰她,与她沟通,安静地陪伴着她。终于她鼓起了勇气照镜子,这是她第一次对我笑了。

每天除了常规的评估时间外,我都会在上午及下午特意腾出一个小时用于我俩随意地谈心。在相处过程中,我一直轻声细语,微笑相迎,给她点着香薰,放着她喜欢的歌曲,尽可能地分散她对疼痛的注意力,减轻她的病痛。同时,我使用舒适照护量表对她进行动态评估,以便更快捷、清晰地关注到对她进行舒适照护的重点。渐渐地,她的话语也变得多了起来。我们的沟通,从心开始……

"查阿姨,昨晚睡得怎么样?"我微笑着轻轻地握着她的手。随着芬太尼透皮贴剂的使用,查阿姨的疼痛情况控制良好,她目前存在的主要问题在于营养和睡眠。查阿姨对着我诉苦:"睡不好,怎么睡都不舒服,睡不到四个小时吧。""那您是怎样不舒服呢? 睡的位置不对,还是身上疼呢?"我一边拿着梳子帮她梳头,一边像朋友一样询问她。"怎么躺都不舒服,不是疼,是很难入睡,又很容易醒,心里烦躁得很。"我默默记下她所有的表述,之后了解到由于腹水的关系,严重影响了她的睡眠。于是我们团队为她安排了一个安静、光线柔和的病房,共同协助她尝试了几个舒适的睡姿,并开创了芳香疗法(香橙味)和呼吸松弛疗法相结合的方法,每天上午、下午、睡觉前指导查阿姨各做 10~20 分钟,这很好地改善了她的呼吸及睡眠情况。终于,查阿姨的嘴角又挂上了浅浅的微笑,我的心里满是安慰。

"查阿姨,这两天吃得怎么样?""没吃好,每天都是牛奶+麦片+水,或者是藕粉,量也不多。尤其是喝了牛奶,肚子就不舒服,会疼,还会恶心,但不吃又饿。"今天的查阿姨整张脸都皱起来了,一边说一边摇头叹气。"我知道您蛮喜欢吃麦片、藕粉的,但一天三顿都吃一样的,是会不舒服的,您不喜欢吃水煮蛋吗?"我看着餐桌上的碗里留下的鸡蛋问她。她瞥了一眼鸡蛋,似乎都不想看到,回答道:"水煮蛋不好吃,一吃就恶心、呕吐。"我试探地问:"那您喜欢吃炖蛋吗? 这样比较容易入口。"听完我的提议她两眼放光,急速回答:"我非常爱吃,尤其再放点白糖会更好吃,我喜欢吃甜食。"她的面部表情很快由阴转晴。我说:"那我让护理员每天早上给您炖一个鸡蛋,您要是早上不想吃,可以提前跟护理员说,放在中午或者晚上。""那好呀,小袁,你能帮我买几斤鸡蛋还有糖吗? 我女儿家有点远……"她小声地说着,有些不太好意思。我又说道:"我先从家拿几个鸡蛋和一包糖给您,如果您吃了不难受,我下次再买。至于牛奶,我建议您可以每天量减半,两餐之间吃些爱吃的橙子,但所有食物需要加热后等温度适宜了再吃,吃完后坐在床边或行走 10～20 分钟。您看这样可以吗?""好呀好呀,就是麻烦小袁了。"她腼腆地说着,跟平时雷厉风行的她判若两人。于是第二天我从家里带来了一些鸡蛋,让护理员每天炖一个给她吃。一个月后她由于吃甜食出现了呕吐,我建议她尝试在炖蛋里加生抽,出于对我的信任,她试吃了一点点,感觉味道很不错,笑着说在病房完成了一次美食的探索。

查阿姨的营养状况终于有了改善。之后我又给她带了一面镜子、一些发卡、好看的发绳和木梳,知道她很注意自己的形象,于是每天协助她整理发型及服饰。信任,让她放松和开朗起来,她喜欢跟我们谈心和聊天,我们每天都能看到她脸上的笑容。

慢慢地,我们的交谈变成了查阿姨的回忆录,她诉说着小时候的富裕,家道中落后的独立,老公的重男轻女思想以及与女儿的疏离……我一边静静地聆听着她的故事,一边轻声地安慰她,感受到了查阿姨内心的不甘与某些期待。

为了解决查阿姨的心病及提高家庭关护能力,中心安宁疗护多学科协作团队与查阿姨、女儿、女婿、外甥女一起组织开展了一次家庭会议。围绕"医护团队舒缓照顾实践""家庭成员自述患者变化""双向问题沟通""情景练习"四个模块,安宁疗护多学科协作团队讨论查阿姨终末期的服务方案、生命进展、终末期需求。借助"生命关怀纪念册"的内容,让家人了解查阿姨最爱的人、最想见的人、对不起的人、多谢的人、最想做的事情、未了心愿等,希望家人能配我们一起帮助她实现愿望。我们鼓励查阿姨和家人之间互相直接表达爱意,相互诉说心里话。经过四个小时的交谈,查阿姨明白了女儿是非常爱自己的,私下经常向医生打听自己的病情,关心自己,没有经常探望,一方面是因为忙,再者是担心两个人交谈时起冲突,导致妈妈心情不好。女儿也明白了妈妈是很希望看到她,听到她的声音,虽然嘴上不说,但心里很爱她。考虑到查阿姨的女儿工作比较忙,我们建议她可以预约我们中心的云探视平台,通过互联网云探视的方式远程关心自己的妈妈。查阿姨的女儿、女婿欣然同意,小外孙女也很愿意在忙完课业的时候跟自己的外婆视频聊天,代妈妈关心外婆。温暖,才是爱的港湾。之后的每天,在银铃般的笑声中,查阿姨和我们聊起与女儿视频聊天的内容,以及女婿送来的水果、各种营养品等,他的眼角和眉梢不自觉地溢满了笑意。

在查阿姨临终时,她感谢医院,"有人气、态度好、人心暖、人情味",感谢我们把她当家人照顾,尊重她,让她没有遗憾、舒服地离开人世。

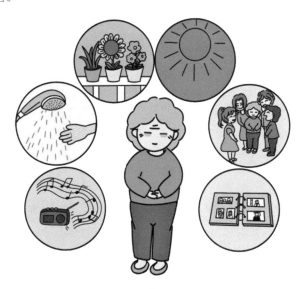

生命是一个无法轮回的丰富多彩的四季,生如夏花之绚烂,死如秋叶之静美。每一份美好,都应该被铭记。安宁疗护工作者,是温暖生命的"摆渡人"。

（陈　雯）

爱,从未离去

医学是科学的,也是人文的。随着医学技术的飞速发展,科学与人文似乎逐渐疏离,医疗前进的轨迹似乎也偏离了医学诞生之时的初衷。如果只关注疾病而忽略了患者的心理,忽视患者的痛苦,不仅影响医患关系,更降低了医疗质量。

周老先生,近80岁高龄,存在脑梗死后遗症、肿瘤病史。自入院以来,他睡眠质量差、入睡困难且夜间易醒,总是不愿与人交流,情绪低落,时常掩面哭泣,这种情况引起了我们护理团队的重视。我们来到周老的床旁,轻声询问:"老先生,您是有什么心事吗?能和我们说一说吗?"他望着我们想要说点什么,却又低下了头,沉默不语。我们无法从患者口中得到答案,于是就向他所在的街道询问,了解到周老命运坎坷,这一生颠沛流离,现在疾病缠身却无依无靠。他是街道登记的一名孤寡老人,自幼父母双亡,后来养父母离散,只剩他孤苦伶仃。听完此番经历,我们难以想象这位孤寡老人的内心受着怎样的煎熬。

我们路过病床时,经常会看见周老一个人在默默坐着发呆。看到来来往往的亲朋好友探望各自的亲人时,周老的眼里流露出渴望,他应该是想自己的家人了吧! 可他们又在哪儿呢? 我们在心里暗自决定要帮助周老重获希望,重获"家人"。孤独老人的需求,其实远比我们想象的简单;而他们面临的困境,却又远比我们想象中的艰难。

为了能更好地了解周老的心理状态，我们尝试进行一次谈话。那天下午阳光灿烂，我们一行人围坐在床边，打开了话题，说道："爷爷，您又在看窗外什么呢？今天天气很好，我们带您去小花园逛一逛可好？"周老这次点了点头，答应了。推着轮椅，漫步在花园中。落叶把花园点缀得一片金黄，一股淡淡的阳光的味道钻入鼻腔，舒适感油然而生。阳光的温暖持久而真实，让人感受到生命的无穷魅力。也是第一次，我们看见了周老脸上久违的笑容，我们见状说道："爷爷，如果您喜欢，我们每天都带您下来逛一逛好吗？"似乎被眼前的美景感染，周老第一次主动回了话："好的，我也希望你们每天都能来。"我们频频点头，说道："我们一定会每天陪陪您，您就像我们的爷爷一样，也是我们的家人"。听到这词后，周老眼睛红了，他一定是渴望陪伴和照顾很久了。

周老的指甲和胡须长了，我们就像照顾自己的长辈一样，把他整理得干干净净。每当我们为他剪指甲时，周老总是会不好意思地说："我的指甲很脏吧？"当他小心翼翼地说出这句话时，是无奈，也是心酸。我还记得刚入院时周老穿的那双破旧的布鞋，因为穿脱很不方便，大家就提议集资购买一双新鞋送给他。周老收到新鞋子时，连声道谢："谢谢你们，对我那么好，我知足了。"在我看来，我们只是做了一些微不足道的小事，可对他而言，像是如获珍宝般的呵护。

我们真诚地希望周老能接纳自己，同时也接纳我们。老年人的孤独感往往是缺乏陪护，所以我们制订了计划表，每天安排护理人员进行陪伴，让周老每一天都过得充实、不寂寞。我们小心翼翼地和周老交谈，谈论一些他愿意交流的话题。起先聊些他那个年代的温饱问题,他说:"那个时候拿粮票换粮食,吃饭都吃不饱,哪像你们现在这么幸福!"周老继续说着他过去的艰苦生活。我们听完就安慰他:"周老,我们明白,虽然您面对坎坷的人生总是沉默或者一笑了之,但从您的话语中,我们能感受到您的艰辛,一路走来的悲欢离合,过去终究成为过去,坚强起来,是对自己最好的交代,而现在您有我们!"周老露出了笑容,轻声道:"你们能来陪我,我真的感到很开心!"周老在我们的陪伴下慢慢敞开心扉,我们也喜欢和年长者聊天,因为他们走过我们不曾走过的路,经历过我们不曾经历的故事。我们一有空便给周老读读报纸,教他使用电子产品,跟他说说外面的世界。在这个信息化时代,老年人也可以通过聊天、学习新知识来增加快乐。当我们为老人带去关爱和温暖时,他们也将以自己独特的智慧和经历回馈社会。从开始的只言片语到如今成为无话不谈的"亲人",周老一点一滴的变化,让我们的努力变得有意义。

日子过着过着,就会有了答案。周老也渐渐地开朗了起来。那天迎来了他的生日。我们医护人员唱着生日歌,为他送上生日蛋糕,给他戴上了生日帽,送上了科室制作的生日贺卡。在歌声中,周老将双手抬至胸前,许了愿,然后一起吹蜡烛、吃蛋糕。热闹的氛围让老人感受到了社会大家庭的温暖,对未来生活充满了希望。

新年快到了,一副副对联和充满吉祥寓意的"福"字,预示着新的一年幸福、健康。浓浓的节日气氛让患者们都感到喜庆。周老不用再羡慕旁人,因为我们准备了一系列的活动,让那些身边暂无亲人陪伴的老人都能有归属感。大家一起贴春联、猜灯谜,别提多热闹了!"周老,我们给您送福来了,祝您健健康康,平平安安。"

"谢谢你们，也祝你们新年快乐！"病房传来了一片欢声笑语……在和周老相处的这段时间，我们彼此建立了深厚的感情。周老需要我们，我们也需要他。作为医护工作者，我们治愈患者的同时，也被患者治愈了。

与精神上的孤独相比，衰老和死亡好像没有那么可怕。人的晚年，可以是温馨、热闹的，被时时牵挂、关心的，但唯独不能是孤独的。人到晚年都应该被认真呵护，被温柔善待，而不该因为年龄问题而被忽视喜怒哀乐，更不应该在日复一日的等待中独自荒芜。

人生在世，难免会遇到困难，而身陷困境时身边却没有一个陪伴的人，可谓人生最大的悲苦。我们愿意成为可以陪伴别人的人，也因此一定会给别人带来温暖和力量。

（徐　琳）

相遇叙事护理，为患者带去阳光

在医疗的宏大舞台上，患者的情感与心理往往被隐藏在治疗的细微之处，未能得到足够的关注。然而，叙事护理却如同一缕温暖的阳光，悄然走进了这个被忽视的领域，用其独特的方式为患者带去希望与力量。它不仅仅是一种护理方法，更是一种情感的传递、心灵的抚慰。在叙事护理实践中，我们倾听患者的故事，理解他们的内心世界，与他们共同面对疾病的挑战。这种温暖的实践，让患者在治疗的道路上不再孤单，感受到人性的关怀与温暖。

那是一个很平常的下午，阳光斜斜地穿过窗户，斑驳地洒在护士台上。我如常安静地坐在那里，专注地填写着手头的资料，耳边偶尔传来病房里的细微声响。突然，一阵轻柔的脚步声打破了这份宁静，"护士小姐，这里是病房吗？我家人想住院可不可以呢？"伴随着低声的询问，我抬头望去，一对母子面带忧愁地站在护士台前。他们正在焦急地询问关于病房的事宜，希望家人能在这里得到妥善的治疗。我站起身，引导他们去见医生，进行病情的初步评估。医生耐心地倾听了他们的描述，随后带着两位家属查看了病床。家属们对房间的环境表示满意，并流露出迫切的住院意愿。看到他们眼中闪烁的希望，我深知，这里将成为他们暂时的避风港。第二天，顾爷爷入院了。令我惊讶的是，这位胰腺癌患者虽然疾病缠身，但精神状态尚佳，眼中依然闪烁着坚定的光芒。在为他办理入院手续时，我无意中听到了家属间的交谈。他们提及之前为了治疗而四处奔波的艰辛，常常因床位紧张或医院不收治而碰壁。如今，他们终于在医院找到了一个可以让顾爷爷安心治疗的地方，言语中流露出由衷的感激和欣慰。我深知，这里将是他们新的起点，他们将在这里共同面对挑战，迎接未来的希望。

当天，顾爷爷突发高热，体温直线上升，一度飙升至 38.5 ℃。正值新型急性呼吸道传染病再发的高峰期，医生迅速为他进行了抗原检测，结果显示阳性。医生考虑到顾爷爷病情的严重性，决定为他安装心电监护仪以便能够实时监测他的生命体征。某日的午后，我正坐在护士台前整理资料，突然一阵急促的警报声打破了病房的宁静。我立即起身，迅速奔向顾爷爷的病房。只见他的氧饱和度仅为 80％ 左右，咳嗽声不断，喘息异常严重。更让我惊讶的是，顾爷爷正在与照顾他的黄阿姨发生争执，他坚决要求黄阿姨离开，声称他能够照顾自己。我快步走上前去，轻声安抚顾爷爷的情绪。我告诉他，他的病情确实需要特别关注，心电监护仪是为了更好地监测他的生命体征。然而，顾爷爷似乎并不理解我的用意，他紧皱着眉头，双眼中透露出对仪器的反感。他坚持认为这些仪器束缚了他的自由，希望医生能够立即拆除。我紧紧握住他的手，用平和的语气向他解释："顾爷爷，你现在的病情暂时需要用这个仪器进行监测，一旦你的病情稳定下来了，心电监护仪就会拆除。"在安抚顾爷爷的过程中，我注意到他眼中闪过一丝忧伤。

顾爷爷告诉我，他有一些心愿未了，最近亲属和孙女都没来探望他，这让他感到十分孤独和失落。回想起家属之前交代的情况，我知道顾爷爷一直非常注重家庭和亲情。他年轻时为家庭付出了很多，现在到了生命的末期，却感到自己与亲人之间渐渐疏远。更令他不安的是,他本身还是一位临终病人,选墓地和去世后的事情都还没和子女交代清楚。这些未了的心愿和担忧,让顾爷爷感到焦虑和不安,因此他才会发脾气。我深深地吸了一口气,决定从尊重顾爷爷的自尊心和满足他心愿的角度出发,为他寻找一个解决方案。我告诉他,我会尽快联系他的亲属,让他们尽快来探望他,并一起商量选墓地和去世后的事情。同时,我也鼓励他保持积极乐观的心态,相信自己能够战胜病魔,完成未了的心愿。顾爷爷听后,眼中的忧伤逐渐消散,取而代之的是一丝希望和感激。

在接下来的几天里,我积极与顾爷爷的亲属沟通,让他们了解顾爷爷的现状和心愿。亲属们纷纷表示会尽快赶来探望,并与顾爷爷一起商量相关事宜。与此同时,我也密切关注顾爷爷的病情变化。随着时间的推移,他的病情逐渐好转,医生决定为他拆除心电监护仪。当我再次走进病房时,看到顾爷爷精神焕发,再也没有出现气喘的情况。他告诉我,现在他的心情好多了,有了家人的陪伴和关心,他感到无比安心。在顾爷爷病情稳定后,他的亲属们纷纷赶来探望。他们与顾爷爷一起商量选墓地和去世后的事情,倾听他的意愿和想法。顾爷爷也积极与家人们交流,分享自己的感受和心愿。在这个过程中,顾爷爷的心情逐渐变得轻松和愉快,他也开始积极配合治疗和康复训练。看着顾爷爷和家人们手牵手、笑容满面的场景,我心中充满了欣慰和感动。我知道,在医护人员和家属的共同努力下,顾爷爷一定能完成未了的心愿。我也相信,顾爷爷在生命的最后阶段,能够感受到家人的陪伴和关爱,这是他最大的幸福和安慰。

随着时间的推移,顾爷爷的身体逐渐康复。他不再需要心电监护仪的监测,也能够自己行走和进行日常活动。他告诉我,他感到非常幸运，感激能够有我们这样的医护人员陪伴和照顾他。他也表示，他会珍惜剩下的日子，与家人一起度过美好的时光，不留遗憾地离开这个世界。

顾爷爷的故事让我深受触动。他面对疾病和生命的即将终结，所展现出的坚强和乐观，让我更加珍惜每一个平凡的日子。同时，他与家人之间深厚的情感纽带也让我深深体会到了亲情的宝贵。作为医护人员，这个故事也提醒我，要时刻保持一颗关爱和同情的心，去倾听患者的心声和需求，为他们提供温暖的陪伴和照护。顾爷爷的故事将永远留在我的心中，激励我更加珍惜生命，更加关爱他人，以更加积极的态度去面对生活的挑战。

通过这件事情，我意识到护理不只是打针、发药，面对患者要与其共情，理解患者的情绪，让患者感知到我们对他们的理解和关心。通过沟通交流，我们才能更好地理解患者；通过叙事护理，我们才能更好地关怀患者的内心。阳光不仅仅照亮了患者的治疗之路，也为医护人员带来了一份温暖和满足感。感恩活在当下，不仅是对生命的尊重，更是一种莫大的福气。爱在左，同情在右，走在生命路的两旁，随时撒种，随时开花，使得这一径的长途点缀得香花弥漫，幸福是尘埃里开出的花！

（张梦婷）

第四篇

"生命线"上的守护——血管通路及其他护理

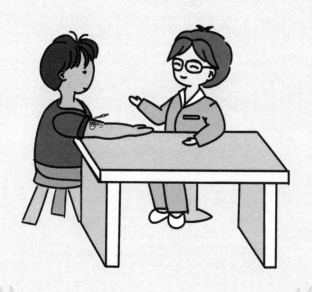

在医院肿瘤科患者的手臂上经常会看到一根导管，它就是外周中心静脉导管（PICC），需要每 7 天固定维护一次；在康复科有脑梗死或脑外伤后偏瘫、因帕金森病等导致肢体关节活动、言语、进食等身体功能障碍的患者；在儿保科正在接种疫苗大哭不止的婴幼儿……这些情景每天都在门诊、病房内上演。

对于患者来说，一条安全、有效的静脉通路就是一条"生命线"，而 PICC 护士的责任就是维护好连接生命通道的这根导管；康复路上患者一次次地摔倒，又一次次爬起来坚持的背后，是康复科护士那份牵挂的爱；努力吸吮妈妈乳头的宝宝，还有初为人母脸上绽放的笑容，都离不开社区护士对 0～6 岁儿童以及孕产妇的优质健康管理服务。

作为生命的守护者，帮助患者减轻病痛，恢复身体健康，呵护宝宝健康成长，这种力量如同冬日暖阳。让我们进入 PICC、康复、母婴护理的篇章，感受每一个温暖的瞬间。

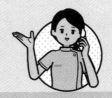

人生路上向阳花开

生命中的每一季都有它独特的色彩,有人曾说过,人生就是一场旅行,而在这场旅行中,我们经历了无数个春夏秋冬的轮回。虽然世事无常,但在我们的人生道路上,总有一些温暖的瞬间,让人难以忘怀。

冯老伯,这位年近九旬的长者,一直以来都是家中的精神支柱。然而,一场突如其来的变故,让他的生活轨迹发生了巨大的转变。在一次与家人的激烈讨论后,他突然感到四肢无力,意识出现了障碍,反应也变得迟钝。家人急忙带他辗转于多家医院寻求治疗。在治疗过程中,冯老伯接受了多项护理措施,如 PICC 置管、鼻饲饮食和留置导尿等。随着时间的推移,冯老伯的病情逐渐稳定下来。出院后冯老伯经过慎重考虑,转入我们社区卫生服务中心的康复病区,开始了新的康复历程。

我首次见到冯老伯时,他看上去温文尔雅,虽然身体不适,无法言语,但意识清醒,还微笑着向我致意。在冯老伯住院期间,我们一直为他认真地进行 PICC 维护。大家对他极为关心,每次输液结束后,都会仔细检查并关心他穿刺部位的情况,确保一切正常,消除冯老伯及家属的担忧。"这个穿刺部位会不会红肿呢?""会不会有感染风险呢?"面对这些问题,我意识到我们习以为常的治疗对于患者和家属来说都是没有经历过的,他们更需要我们的耐心解答才能安心。"我们会密切关注穿刺部位的情况,定期进行检查,确保不会出现红肿或感染。为老伯进行导管维护的是我们中心的 PICC 维护专科护士。请放心,我们会每天观察老伯的情况。同时,我们每周都会进行导管维护,对导管及周围皮肤进行消毒,这些措施能够有效预防感染的发生。一旦出现感染等并发症,我们会立即处理。"听到我的回答,家属们悬着的心终于放下来了。在冯老伯住院一周后,他的妹妹主动找到我说:"护士长,你们护士都是专业的,你们的操作技术和大医院一样好。我们相信你们的专业能力,相信一切都会顺利的。"听到家属们这样的表扬,我既感到欣慰,也深感责任重大。

尽管我们对冯老伯的 PICC 置管情况保持高度关注,但由于敷料问题及老伯自身营养状况不佳,半年后冯老伯还是出现了并发症。他的 PICC 周围皮肤出现了张力性水疱,这令家属们感到十分担忧。他们焦急地询问我:"这是怎么回事? 会不会是导管维护不到位? 他年纪这么大,出现水疱肯定不容易恢复,以后会不会一直都有?"面对家属们的疑虑,我首先安抚他们的情绪:"并发症的出现可能有很多原因,可能是敷料问题,也可能是营养问题。现在最重要的是集中精力解决皮肤水疱问题。"听到我这样说,家属们逐渐恢复了冷静,并询问我如何处理并发症。

我详细向他们解释了后续的 PICC 操作流程和水疱处理方法,从而赢得了他们的信任。随后,他们问道:"像他这种情况,又这么大年纪了,这种情况在医院常见吗?"我立刻意识到家属们担心冯老伯年纪大,处理起来不易恢复。于是,我分享了一些工作中的案例:"你们说的年纪大在我们医院是很常见的。我们之前也治疗过很多高龄老人,包括出现这种情况的患者,大多数患者的皮肤最后都能恢复。我们会尽全力的，你们放心。"在安抚了家属的紧张情绪后，我运用伤口专业知识处理冯老伯的皮肤问题。当水疱破了时，我用无菌纱布覆盖以减少敷料对皮肤的持续损伤。在更换敷贴前，我会给予皮肤保护剂，并选用透气性强、顺应性和伸张性更好的敷贴。同时，我也关注冯老伯的营养问题，防止他发生低蛋白血症，我与家属共同制订了合理的饮食计划。在经过我精心护理后，水疱很快愈合了，敷贴处也再未出现张力性水疱。冯老伯的家属感激地对我说："护士长，由于您的悉心叮嘱，我们知道了生活中应该注意的地方，特别是导管的护理，让我们少走了许多弯路。"我微笑着回应道："为患者和家属提供最专业、最细致的服务是我们一直努力的方向。"

　　然而一个月后，冯老伯再次出现病情变化导致卧床不起。我巡视的时候发现冯老伯失去了笑容，常常望着窗口发呆，也不再和我们主动打招呼，整个人变得无精打采起来。于是，我与他的家人进行了沟通，我告诉他们："老年患者的脾气和性格与常人有所不同，特别是在 PICC 置管期间，不能仅仅表示物质上的关心，他们其实需要更多的心理关怀和精神安慰。"面对我的建议，家属们显得有些困惑，我轻声解答道："你们都听说过'老小孩'这个说法吧，冯老伯现在的状态就像小孩一样敏感。我们不要再提及过去的事情了，这会让他更加不安。我们可以试着和他聊一些他感兴趣的话题。毕竟他可是我们的长辈，我们要用更多的耐心和关爱去陪伴他，帮助他重拾对生活的信心。"

　　我们专科护士与康复医生根据他的具体情况，为他制订了一套个性化的康复计划。通过物理治疗、药物治疗和心理咨询等多方面的综合治疗，让冯老伯得到了更加全面和专业的护理。我们教会冯老伯简单易行的功能操,每天进行 PICC 置管侧肢体功能锻炼,在训练过程中,我们鼓励他不要灰心,坚持下去一定会有所改善,帮助他建立了康复训练的信心。冯老伯四肢的力量也在逐渐恢复,他开始积极参与康复活动,与病友们分享彼此的故事和经验。冯老伯康复出院时,他的家属为了表达感激之情,送给我们一面锦旗和一封真挚的感谢信。信中写道:"我们衷心希望贵院专业有效的护理理念能够得到推广,让更多的病患知晓,让更多的家庭受益。来贵院进一步治疗是我们正确的决定!"

这些故事每天都在病房里上演,我们见证了温暖的力量在生命中的呈现。我们被誉为"生命的守护者",如同星光般照亮他人的生命,时刻准备着去帮助那些处在困境的患者,这种力量如同花开的芬芳、冬日的阳光。

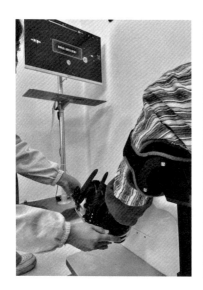

（李园园）

携手度过生命的寒冬

秋日的阳光，宛如金钱般洒落在大地上，每一缕都显得那么温暖而明媚。

一天上午，我正在补液室为患者讲解输液过程中一些注意事项，这时一位面孔陌生的中年女士急匆匆地找到我，说道："护士长，您好！我是嘉定镇街道的，今天跑来找您是想请您帮我个忙……"经过简单的沟通，我才得知这位看上去精神还不错且性格开朗的金阿姨患有腹部恶性肿瘤，但无法进行手术切除，前两天她刚在市区某医院做了初次化疗并进行了 PICC 置管。经病友介绍，她想让我帮她每周做导管维护。

我作为一名护士，在社区卫生服务中心工作十余年了，从其他街镇特意过来寻求帮助的患者还真是屈指可数。虽然隔着口罩我不能看到她的容貌，但她的眼神却有点不安，甚至有些恍惚。待我欣然接受后，她的眼神顿时变得明亮而有神。

在化疗初期的那几周，金阿姨对药物引起的不良反应能耐受，精神状态也特别好，她每次到来时，我离老远就能听见她的声音："护士长，我来了，又要麻烦您了。"维护期间，也压根看不出她是一位癌症患者，她总是跟我有说有笑，我也总是一边手里干着活，一边配合她微笑，设法给她创造一个更加轻松的治疗氛围。

后来，随着化疗药物用药剂量的增加，我能明显地感觉到她的精气神没有那么足了,走路的步伐也慢了下来,之前明亮泛光的眼神也荡然无存。当我看到贴膜下面起满红疹时,立刻严肃地跟她说:"金阿姨,最近您的免疫力很低,抵抗力较差,手臂上的湿疹,我先用药膏给您涂一涂,您自己千万不要去抓。"同时我还建议她使用透气性更强的贴膜,缓解湿疹现象。因为这次发现比较及时,所以经过治疗后湿疹很快就好了。

年底,随着疫情防控政策的优化调整,社区门诊就诊量不断攀升,担心感染的金阿姨到了维护期限,无奈拨通了我的微信语音电话。接起电话的那一刻,我就明白了金阿姨的心理负担,便脱口而出:"金阿姨,您下午4点半左右来,这段时间人最少,我加一会儿班帮您维护导管。"我们见面的那一刻,含着泪花的金阿姨声音有点哽咽:"护士长,在这个关键时期,让您加班,实在有点过意不去。"

后来尽管疫情高峰已经过去了,但金阿姨来找我做导管维护的次数却不升反降,我心中很是纳闷,更多的是不安和担心。中午休息时分,我忍不住用微信发了一句语音:"金阿姨,您最近怎么样了?"没过几秒,金阿姨便给我回了视频电话,当看到她的头发变得稀疏,面色也非常暗淡,佝偻着身体躺在床上的那一刻,我彻底破防了,强忍着眼泪继续跟她视频聊天。金阿姨神色平静地告诉我,因为前段时间血液指标不合格,白细胞指标很不理想,所以刚接受了另一家医院的免费新药化疗。阿姨遵照医嘱,在饮食方面有着严格的控制,目前只能进食流食,所以她一下子瘦了很多,其他方面还好。听她这样说,我马上安慰道:"现在医疗水平在进步,换一种新的方式治疗,也许会更好。相信医生,自己要有信心。"金阿姨也是频频点头,并答应好转以后一定会来找我。

如今，金阿姨又恢复了一周一次的导管维护。现在气温升高了，穿着方面也便于进行导管维护了。但是天气变热后，汗液会增多，会刺激皮肤，导致湿疹的发生，我嘱咐她在家里要开空调。另外饮食上也要注意，除了喝些米汤、牛奶等为身体提供热量外，还可以喝各种果汁，有助于补充身体所需的维生素和矿物质；鸡汤、鱼汤是良好的营养来源，我嘱咐她尽量不要喝海鲜汤，不然皮肤过敏也很苦恼。

我们中心为体弱患者提供睡床做 PICC 维护，有时金阿姨躺在床上，隔着衣服，我能清晰地看见她腹部有微微的隆起。她和我像家人一样相处，谈谈自己最近的身体状态及近期检查情况。当谈到医生说 CT 显示肿瘤没有长大的那一刻，金阿姨的语气更欣快了，眼神也更亮了。"现在医学越来越发达，办法也越来越多，只要好好配合治疗，会慢慢变好的。"我一边为她做治疗，一边顺着她的话题说道，深深感受到她满心满眼对生命的向往和追求。

时光匆匆，一周一次的导管维护按时进行着，然而，我发现金阿姨日渐消瘦，我心中充满疑惑，想等合适的时候询问她。在进行导管维护的时候她说道："护士长，今天我除了做导管维护，腹部伤口也要换下药。"当揭开伤口敷料那一刻，我愣住了，只见腹部有一个像菜花一样的破溃伤口，消毒棉球擦拭上去，有点硬，还不停地出血……原来，金阿姨之前的腹部手术伤口开始破溃出血，估计机体免疫力低下导致伤口难以愈合，难以想象她要多大的隐忍才能承受这般折磨。我把污染的纱布揭去之后，用消毒棉球把伤口里里外外、仔仔细细全面消毒了一遍，动作尽可能轻柔，最后轻轻按压在伤口上。"没事的，已经习惯了，等会儿就不出血了，"金阿姨还和往常一样和我拉着家常，简单描述了上级医院换药的一些注意事项,语气平静,却透露出一丝无奈和悲凉,"纱布包上去,然后把医院配的那个等离子敷贴敷在上面就可以了。"在我给她换药的时候,她的一只手一直按着纱布,说可以起到加压止血的作用,接着她又说道:"回家之后,我家里也有消毒棉球,纱布污染了,我老公会帮忙再换一换。"我微笑着点头,说道:"嗯,医院里有我们专业人员,家里也有人用心照顾,自己更要全力配合,一切都会慢慢好起来的!"我叮嘱她平时起身时动作要慢一点,并轻轻扶着她从床上坐起来,尽可能地给予她抵御病魔的力量和支持。

再过一个月,金阿姨的导管留置时间就满一年了,但她最近来维护导管的次数却越来越少了。我心中隐隐不安,便给金阿姨发了微信,方才得知她在三级医院住院,在输营养液。"护士长,我实在是坚持不下去了,人也没有力气,等我好点还要和你'约会'哦!"我曾建议她安装输液港,免得去医院跑得太勤太累了,可她说自己还要再穿刺PICC,目前这样一周跑一次去医院做导管维护,不仅我们的医疗技术让她放心,而且经常和她聊天、拉家常,服务细致、态度温和,让她感觉心里非常踏实……

作为一名基层社区专科护士,能和患者成为朋友,建立与患者的信任关系,这是对我工作最大的认可,让我感到非常幸福,也无比光荣。许多肿瘤患者经历了长时间的疾病折磨,身体和心理上都处于虚弱的状态,我用专业的技术维护导管,用关心的话语温暖他们的心灵,让他们感受到我的关怀,帮助他们放松心情和减轻痛苦。

让我们携手一起度过生命的一个又一个寒冬。

(吉守艳)

拥抱朝阳

　　初夏某天的早上，依稀记得是个阴天。我像往常一样巡视各个护理岗位，来到门诊大厅时，只见一位穿着朴素且带着外地口音的大叔正在询问："你们这里可以做 PICC 维护吗？"我连忙走过去回答："可以的，PICC 导管置入多久了呀？"听到我的询问，他迅速从包里拿出维护手册，说道："我儿子这根管子是昨天在市区的医院装的。医生说装好的第二天要消毒一下，所以我过来问问这里可以弄吗？"我回答他："我们这边可以的，可以维护这根导管。"我打开维护手册，看到里面的信息，导管是三向瓣膜式 PICC 管，是一位 19 岁的小伙子需要导管维护，我愣了一下之后，心中不免唏嘘。于是我帮他预约好了时间，交代了相关事宜后，大叔就转身离开了医院。我目送着他离去，灰蒙蒙的天空与他的衣着相融，门外的风吹动着他摇摇欲坠的背影。

　　第二天，大叔带着他的儿子来到 PICC 维护门诊。这是我和小王第一次见面，他右脚打着石膏，是坐着轮椅过来的，脸上淡漠的神情表现出对身边事物的抗拒。我评估完 PICC 导管及其周围的皮肤情况后，就开好收费单叫王大叔去挂号付费，而我便先帮小王护理起来，按照操作流程规范地进行 PICC 维护，整个操作过程十分流畅，让付完费赶到一旁的老王不禁称赞道："你们的动作真娴熟啊。"我也笑着向他解释道："我们都是经过规范化培训才能上岗的,维护技术、操作需要的物品都是和上海的三级医院一样的,您放心吧。"小王一言不发地坐在椅子上,看着我为他处理导管,他的目光中也没有交流的欲望。多年的从业经验告诉我,这个孩子还不能接受自己生病的事实,还在自我否认阶段,还在挣扎着接受现实,内向的外表下一定藏着一颗躁动而不屈的心吧。

导管维护完后我登记好相关材料,把 PICC 居家护理的一些注意事项详细告知他们,小王在旁边认真听着,点了点头算是给我的回应,我感觉心里也稍感暖意,同时更希望能够护理好小王的PICC。老王把小王送到了门外,我询问了一些关于小王的情况。在与老王的交谈中得知小王在湖南上大学,在打篮球的时候发生了骨折,到当地的医院治疗时怀疑是骨肉瘤,建议他们到上海来看病。小王到上海的三甲医院进行检查之后,确诊得了骨肉瘤,而这次的骨折就是骨肉瘤引起的。医生制订的治疗方案是先化疗、再手术、再化疗。得知这样的疾病发生在小王身上,我不禁哑然,也倍感惋惜,在护理小王的过程中看到他健硕的臂膀,不难想象之前的小王是多么阳光、多么热爱生活的一个少年,而他竟然患了这样一种恶性肿瘤,这对他的打击可想而知,我因此也更加理解了他孤僻与冷漠的面容。交谈完毕,我与老王互留了电话号码,预约了下一次的导管维护时间。我看着老王默默地推着小王的轮椅,走出了医院的门诊大厅。窗外的阳光打在走廊上,斜映了爸爸和儿子的背影。

我很期待第二次与小王的碰面,也是希望自己在 PICC 维护过程中能够尽自己所能打开他的心扉。到了第二次导管维护的日子,老王推着轮椅与小王又到了我们的 PICC 维护门诊。在导管维护过程中,我同小王拉着家常,知道他们现在租的房子就在我们医院旁边的小区,住在六楼。"孩子跳脚上下楼十分危险,万一摔跤了,岂不是雪上加霜吗?"我旋即跟老王说,"这样吧,接下来的导管维护,我还是上门给小王做吧。来之前我打你电话,你打扫好房间并开窗通风,物品我会准备好的。""这样太好了,我也能省心了"。老王欣喜地回答道。旁边的小王也对着我微笑。

第三次导管维护的时候,我就通过老王给的地址找到了他们家。一个毛坯房,六十平方米的房间就简单放置了几样家具,但是非常整洁,一看就是精心打扫过的。小王的妈妈在厨房里忙碌着,看到我过来就热情地接待我,露出疲惫的笑容。看得出来生活的压力与小王的病情重重地压在这对夫妻的肩膀上。小王坐在床边朝着我礼貌地微笑。"陈护士,房间环境能达到要求吗?"老王小心翼翼地问我。我巡视着房间四周,床单很整洁,窗户打开着,桌面和地上也非常干净。"可以的,可以的。"我边回答边拿出 PICC 出诊包,并嘱咐小王躺在床上。我将维护所需的物品放置在一旁,然后熟练地进行维护操作,小王也侧着头静静地看着,我主动跟他聊了起来:"小王,外面的天气渐渐热起来了,你要观察好皮肤情况,有啥不舒服要及时与我联系。"我一边做着维护,一边笑着跟他说:"我们现在是邻居,远亲不如近邻。"小王怯怯地问:"阿姨,我会好吗?""会慢慢变好的,你要对先进的医学有信心,要对自己有信心,接下来还有硬仗要打呢。"我握紧他的手鼓励着。临走时看到他笑着与我道别的模样,我想这个病也未必能轻易击败这位倔强的少年。

之后我每次如约到他家进行导管维护,小王的脸上也逐渐地露出了笑容。老王感激地说:"真的太感谢你们了!如果要一周去一次上海的三级医院,我们都不知道该怎么办了,来回路上很折腾,既浪费时间还要花更多钱,现在你们上门提供服务,我不知道省了多少心。真是太感谢你们了。"我笑着摆摆手,说道:"这是我们应该做的。"作为社区护理工作者,我深知这类家庭的难处,会尽自己的努力帮助他们。

如此维护了二十次左右。一个下午,老王推着小王的轮椅来到我的办公室,得知小王的骨折恢复得非常好,化疗效果也明显,石膏已经拆掉了,并且已经预约了手术时间,明天去住院,他的脸上也增添了一丝丝健康的红晕。我感到一阵欣喜,真是太好了,小王的恢复让我看到了我护理的成果,我也在心里默默祝福着这个少年,希望他一切顺利,能够重新站起来。

又过了一阵子,我接到了老王的电话,电话里老王的声音夹带着些许喜悦,他告诉我小王的手术非常顺利,但是之后还要进行化疗,由于经济原因他们要回到老家去治疗。我默默感叹着父母的伟大,如此不辞辛劳和无微不至地照料着自己的儿子。也祝愿小王通过父母的照顾和自己的顽强,可以回到他梦寐以求的校园,和同学们在操场上继续肆意地奔跑,拥抱清晨的太阳。我想少年最后拥抱的不仅仅是太阳,更是十九岁时那份面对癌症的勇气和无惧。

(陈丽红)

心贴心的温暖

南丁格尔有一段名言："护理工作是平凡的工作,然而护理人员却用真诚的爱去抚平患者心灵的创伤;用火一样的热情去点燃患者战胜疾病的勇气"。爱心、责任心、进取心始终指引我们努力去做一名有温度的护士,37 ℃最合适,这近乎人体的温度,不冷不热刚刚好!

退休后的何阿姨经常和小姐妹聚餐、喝茶、旅游,生活非常惬意。然而,不久前她被确诊为胰腺肿瘤,心情一落千丈。因治疗的需要,肿瘤医院给她植入了一根 PICC 导管。

何阿姨初次来到我们中心 PICC 维护门诊时,我仔细查看了维护本,评估导管外露部分及臂围正常,她是在置管后第三天导管周围部分皮肤出现瘀青,穿刺点有渗出液形成结痂黏附在导管周围,为了预防导管感染,必须清除干净,可又不能牵拉导管。我便小心翼翼地用生理盐水棉球反复浸润,用镊子轻轻剥下痂皮,在保证导管安全的情况下顺利做好维护。

何阿姨的老公心疼地对她说:"跟你讲了好好休息吧,你非要做家务!"

"从此我就是废人了,啥事也做不了!"何阿姨的眼眶突然湿润了。

我急忙安慰她:"何阿姨,穿刺的前几天出现这种情况是正常的,瘀青会慢慢消退的,装了这根导管也不是啥事都不能做,日常生活是不妨碍的。"我耐心地给她讲解置管期间的注意事项,特别嘱咐了按时维护导管的重要性。

"保护得再好又有什么用,能活多少天还不知道呢!"她自言自语道。

何阿姨生来性格开朗,现在却变得有些沉默寡言了。我看到她情绪如此消极,心里也不是滋味,关切地问:"阿姨,您有没有发现生活中一些美好的事情啊?"

她想了一下,眼角露出了一丝笑意:"有啊,老伴对我这么好,家里什么事都不让我操心,还有小孙子乖巧懂事,儿子、儿媳也孝顺!"

"我真为您感到高兴,您有那么爱您的家人,还会再有这些负面情绪吗?"

她点了点头说:"是啊,不胡思乱想了,我得保持好心情,积极配合治疗,等好了我还要去旅游呢!"此时,我看到何阿姨眼睛里充满了期待的光芒。

每周一次的导管维护时间到了,可是这次却迟迟不见何阿姨的身影,我给她打电话她也不接,联系了她的老伴才得知,何阿姨跟很要好的小姐妹一起吃中饭,会在就近的医院进行导管维护,知道何阿姨会按时维护导管我也就放心了。

上海七月的天气还是比较闷热的,这天,何阿姨跟小姐妹苦诉衷肠,由于PICC导管装在胳膊肘往上一丁点儿,穿短袖的话就会暴露在外面,为了避免别人诧异的眼光,她买了几件中袖的衣服。唯有小姐妹能疏解她的疾苦,两个人互相倾诉,洒了几滴眼泪,小姐妹的眼泪是最好的安慰剂,何阿姨瞬间想开了,要知道,这可是她生病以来最愉快、最轻松的一天，两个人聊得很尽兴，全然忘记了导管维护的事情。

周二下午，上班铃声刚落下，就见何阿姨早早地在 PICC 维护门诊等候。她见到我就哭诉着说："小王，你快帮我把管子拔掉吧，这两天晚上痒得都睡不好觉，就像千万只蚊子叮我一样！"她边说边脱衣袖，我赶快把她请进门，说道："阿姨，您别急，我来看看，今天叔叔没陪您来啊？"

"我没让他陪我来，他们单位正好组织退休职工主题党日活动。"

当她脱下衣袖露出导管时，我惊讶了，由于皮肤瘙痒，她忍不住用手去挠，现在只剩下半边贴膜了，穿刺点用餐巾纸覆盖，贴着多层胶布，看似固定牢靠，但稍有不慎就会把导管牵拉出来，很容易发生感染，我真为她捏了一把汗。

打开维护本，我发现没有上周的维护记录，连忙问："阿姨，上周我给您打电话没打通，后来联系了您的老伴，他讲您去别的医院进行导管维护了，怎么没有维护记录呀？"

"说来惭愧，上周跟小姐妹去吃饭，一高兴就忘记时间了，耽误了导管维护。不好意思啊，我手机音量调小了，也没听见电话响，后来手机就没电了。我回家以后，也不敢让老伴知道这事儿，听老伴讲你打过电话了，谢谢啊小王！"

"阿姨，别客气！不过，您痒得这么厉害，叔叔没察觉到吗？"

她自信十足地说："没有，我就怕他知道，我一直忍着呢！"

"阿姨，您不按时维护，如果导管脱出来了，或者堵管了，又或者导管感染了，那可就麻烦了，不仅浪费钱，还会耽误您的治疗呀！叔叔那么关心您，他如果知道您不按时维护真的会很伤心的！"

"小王,你讲得很对,以后我一定听你和老伴的话,按时维护导管。我上周没做导管维护的事,你千万不要告诉我老伴哦,我不想让他担心!"

我无奈地说:"好吧,我相信您!"

我动作娴熟地逐一撕掉贴得横七竖八的胶布,轻轻揭下贴膜,认真查看了皮肤状况。由于她的皮肤异常敏感,接触导管的皮肤红肿、压印明显,还起了多个散在红疹,为了减轻过敏症状,只有让导管外露部分不直接接触皮肤才行。我先用消毒棉球帮她消毒,然后涂药,再避开穿刺点将无菌纱布垫于导管外露部下方,最后用透气贴膜无张力贴敷。

"阿姨,您现在需要隔天换药才行!"

"啊!这么严重了!早知道会这样,我就按时来换药了!"她皱起眉头。

"不用担心,只要按时换药,很快会好的,您后天下午两点过来吧,我给您来个'特护'。"我边安慰边指导她处理皮肤瘙痒的简便方法。

"好的,那太麻烦你了!谢谢你哦!"

"阿姨别客气!我也想让您赶快好起来呢!"我俩相视一笑。

当天晚上,何阿姨睡了一个好觉。

经过精心护理,何阿姨导管穿刺部位的瘙痒、红肿症状缓解了,皮疹消退了,皮肤逐渐恢复了正常色泽。她心里的石头终于落地了,她说道:"小王,你的护理真有水平,还有时间跟我讲讲话,这边离家也近,方便很多,真是要谢谢你!"

"不用谢!这也是我们医院开设护理门诊的初衷!现在我反而觉得自己的工作更有价值了呢!多谢阿姨支持!"

"你们确实是好,在这儿维护,我很放心!"阿姨露出了满意的微笑。

一根导管,连接的不仅是生命的通道,还情系着我们与患者。渐渐地,我跟何阿姨也成了无话不谈的好朋友。化疗期间,她的心情非常低落,尤其化疗后的脱发现象更是让她感到苦恼,使得她治疗和护理的配合度也有所下降。她说道:"哎,真不想再治疗了,太痛苦了,化疗后吃不下饭不说,现在掉头发掉得也没脸见人了!"

"阿姨,现在医学这么发达,咱要有信心,肯定会有转机的!等化疗结束了头发会慢慢长出来的,这段时间您可以戴个假发,看您的脸型啊,换什么发型都好看,换个发型换种心情!"我边细心维护导管边开导她。

"嗯,你这个方法蛮好的,我老早就想弄个短发了,你觉得我短发好看吗?"

"短发不错哦,要年轻十岁呢!"

"是吧!那我要开心死了!"何阿姨的心情瞬间舒畅了许多。

在接下来的日子里,何阿姨每次前来导管维护都是如约而至,老伴看到她为化疗引起的脱发而烦恼,主动剃成光头,陪她一起"脱发",而何阿姨也索性剃光头发,戴上假发。每次导管维护后看着他们老两口缓缓走出维护室的画面,都会感觉很有爱、很温馨!

在一个骄阳似火的午后,又是 PICC 维护门诊的开诊时间,从走廊的东侧老远就看到维护室门口坐着两个人,其中一位男士没有头发,另一位女士头发很短,但不稀疏,原来是何阿姨和她的老伴。这次她不是来做导管维护的,而是亲手做了蛋糕专程带给我,她的化疗告一段落了,PICC 导管拔掉了,头发也长出了不少,可以不用戴假发了,何阿姨看起来很精神,气色不错。由于天气炎热,她在保温桶里放了冰袋，生怕蛋糕热化了，从每一个细节都能看出来她是多么细心啊！顿时，我的心底被触动了，我非常感动。在人生的旅途中，当她自己被病魔和治疗的不良反应双重折磨时，她还这么用心，特地做蛋糕给我，我是多么开心啊！于是，我告诫自己，以后要更加努力工作，不断创新，开拓进取，用自己所学的专业知识和技能，去帮助更多的患者。

疾病无情，人有情。虽然每次导管维护的时间都很短暂，但温暖无时不在。我们无法改变患者生病的现实，但我们可以用真诚的言行来改变他们面对疾病时的态度，帮助他们度过生命中最困难的时光；用我们专业的护理服务，让他们真正感受到家门口 37 ℃ 的温暖！

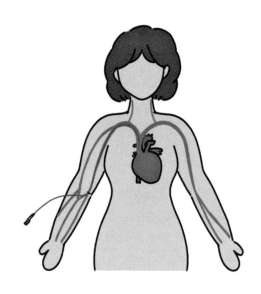

（王彩霞）

康复路上那份牵挂的爱

医院是一个看尽人生百态的地方,每天我们会面对很多问题,也会解决很多问题。生老病死无法改变,但作为医护人员,可以帮助患者减轻病痛,改变他在面对疾病过程中的态度。疾病是黑夜,患者前行时我们虽然不能改变夜的黑暗,但是我们的陪伴可以为走夜路的患者增加勇气!

74岁的王阿姨是一名脑出血急性发作后肢体活动障碍、语言表达不清的患者,自治疗之日起已近两年时光,不良于行的日子始终折磨着她的身心。她的孩子们很有孝心,也一直没有放弃对王阿姨的康复治疗,每个月都周转于上级医院和我院的康复医学科。来我院康复病区就诊时,我们通过询问病史了解到患者现处于脑出血后恢复期,目前表现为双手握持、抬举费力,肢体关节活动障碍和言语功能障碍。入院后通过我院康复护士的观察,发现王阿姨的情绪不稳定,性格有发生改变,精神萎靡。发现她与家属交谈时也会时常生闷气、不言不语,有时还会呜咽哭泣,对什么都提不起兴趣。她的这种状态让身边的家人很担心,她的老伴刘叔叔也只能通过摸摸脸、搂搂肩来抚慰她的情绪,整个家庭气氛笼罩在一片阴霾之下。

第二天上午十点,我在巡视病房时,发现本应在康复训练的王阿姨回到了病房。我心中纳闷,走近她问道:"王阿姨,您怎么比往

215

常早了半小时回来?"王阿姨低着头一言不发,似乎被什么情绪牵绊住了,对外界的声音也甚少作反应。我疑惑地望向她的老伴,他告诉我说老伴今天做完步行训练后就闹了小情绪,下午再继续。此时轮椅上王阿姨佝偻的身体在无声地诉说着她的忧伤和绝望,她抿紧的嘴唇及带点气馁的神情,让我有一种特别想去了解她、关心她的冲动,我意识到患者需要康复训练以外的方式进行"治疗"。那么如何才能打开她的心结,让她的心情好起来呢?

我轻轻握住阿姨不再光滑的手,她的手掌绵软无力,我问道:"阿姨今天做了几个器械?"

我期待地注视着王阿姨,少顷听到阿姨说:"三个。"

看到王阿姨似乎有了交谈的欲望,我再接着问道:"是今天体力跟不上感觉累了,还是今天不想做了?"

半晌儿王阿姨只是摇摇头。我尝试换角度探寻王阿姨的内心。

"那您想想看,试着用几个词来形容现在的状态,会是哪几个词呢?"

王阿姨叹了口气,含糊不清地说:"着急、绝望"。

我轻按着阿姨的臂膀试图将力量传递于她:"王阿姨,您现在是疾病恢复期,康复治疗的进展也不会立竿见影,无法一下子让您能跑能跳,循序渐进、日日坚持才会取得更好的进展。那么此时您抱着这份'着急、绝望'的心情给您生活、训练又带来了什么影响呢?"

刘叔叔见阿姨不答,主动说道:"你王阿姨啊,她就是每天晚上睡眠不好,白天又时不时呜咽几声,康复训练的时候打不起精神。"

听完刘叔叔的话,我问道:"这样下去不止体力跟不上,心理负担也重,更不能坚持做康复治疗了,难道想要放弃吗?"

王阿姨被我问得愣了一下,抬起头说道:"没有。"

"对呀,什么事情都有两面性,突然发作的病情令您措手不及,但您在发病后立即前往医院得到了及时的救治。不论是老伴儿还是儿子,家人时刻关心你。不积跬步无以至千里,怀抱积极乐观的心态去配合康复治疗,在康复最佳时间以获得更好的康复效果。这个主动权始终掌握在自己手里,您愿不愿意抓住接下来的治疗和康复机会呢?"

王阿姨突然眼神坚定起来,看着我说:"愿意。"

我见阿姨重新鼓起勇气,我继续说道:"王阿姨,我看您儿子一直为您忙前忙后的,他一定很孝顺吧?"她点了点头,我看到了她眼神中的那份满足和自豪。

"那您儿子一定希望您能够开开心心、健健康康地生活。您已经做了奶奶,知道树立好的榜样对孩子的教育有多重要!您的坏心情不仅会影响到治疗效果,更会影响您家中的生活氛围,想想将来恢复后能陪伴自己的孙辈健康成长的日子是多么美好啊!您要有信心,康复锻炼最重要的是坚持"。

"曾经有一位年龄、病情与您相仿的患者,起初也是不能自理的状态,但经过一段时间的康复理疗后就能够脱离轮椅、独立行走、进食了。我们可以把这场病比作是一场持久战役,请问您有没有信心打赢这场战斗?"

王阿姨看看老伴又看看我,说道:"有。"

刘叔叔说:"我盼着你能站起来,等好了我们就去旅游看看山水风光。前提是你得好好配合治疗。"此时他紧握阿姨无力的右手,四目相对下,王阿姨眼中泛起了感动的泪光。

我笑着说："现在医生已经针对您的病情制订了最佳的治疗方案，只要好好配合，会好起来的。"

刘叔叔接着对我说："生病是很不幸的，但是想想在家附近就能做康复，我也方便照顾，希望她好好配合治疗，争取早日康复。"

两周后，王阿姨经过治疗和康复训练，再次评估肌力时已达到四级，在生活中能脱离轮椅在床边坐着，进食也不会再呛着。某日早晨，我也在康复诊间里见证了王阿姨的进步，王阿姨在各种康复设备上努力认真地进行肢体功能、言语、手功能的训练。看到阿姨出色的表现，我立马竖起大拇指以示赞扬，王阿姨见了也回应我一个灿烂的笑容。那一刻我为阿姨的努力感动，同时也意识到其实每个人都有自己的壁垒和弱项，作为医护人员，我们更需要帮助病患找回他们原本的自信和内在的力量。

后来刘叔叔特意找到我，激动地说："没想到聊天的效果这么好，那天聊过以后，你阿姨就像变了个人，积极锻炼也有劲儿了。你不忙了再来和我们聊聊天吧。"想不到一次小小的叙事护理体验起到了这么大的效果，让我顿时信心满满，我自豪地说："没问题！"

适时运用叙事护理技术，秉持着服务于病患的态度，在日常的护理工作中及时给予患者及家属心理疏导，使其拥有积极乐观的心态。在疾病的康复过程中医患能够相互尊重和信任，将小事做好，那么那些曾经迷茫的心也会寻找到新的方向。

（季思慧）

母女面对面的成全

　　2023 年的一个夏日,这一天难得不下雨,但是入梅的天气有些闷热,让人些许烦躁。和往常一样,我和潘老师在妇幼咨询站准备就绪,抬头向门口看去时,走来一位怀抱宝宝的妈妈和推着婴儿车的家属,使得原本空间不大的咨询室显得局促起来。

　　与家属和宝妈亲切地打招呼后,我们并没有在这位宝妈脸上看到任何积极互动的意愿和初为人母的喜悦,而是满头大汗,一脸焦虑,而一旁的老人家也只给了我们一丝牵强的笑容。

　　宝妈怀抱着宝宝坐在沙发上,此时吸引我们的不是这个宝妈,而是怀中那个哭闹着的宝宝。通常社区计划免疫或是健康体检的宝宝至少也有一个月大小,但在看到这个宝宝后,明显感觉这位宝贝没达到满月的标准,我们急切想要了解宝宝的喂养情况。

　　在我们看到宝妈从背包里拿出假乳头保护罩的那一刻,就基本知道这位宝妈的乳头条件不佳,宝宝含接乳头费力甚至根本无法含接,导致喂养不得当。为深度了解宝宝的情况,我们围绕宝宝的喂养问题聊了起来,但是宝妈说得最多的是:"孩子肚子胀气。"我们进一步沟通后了解到这位宝妈的情况:彭女士,23 岁,足月产,第一胎顺产,宝宝出生体重 2 800 克,乳头平坦,母乳喂养,自认为奶水不足。宝宝易哭,睡眠一般,大小便不多,排气较多,目前两个月不到,体检体重 3 400 克。她孕期未参加过孕妇学校课程,产后也没有加入新手妈妈社交群。考虑到彭女士的焦虑不安和无助感，我们首先给予了心理安慰和支持。我耐心地告诉她："即使我们是专业出身，初为人母的时候也是有些紧张、焦虑的，在第一次做妈妈的时候难免会手忙脚乱、不知所措，所以你现在面临的难题我们能理解。既然来到咨询站，请相信我们必定会全心全意帮助你，把你的困惑从根本上一一解除，让宝宝享受妈妈爱的供养"。

我们伸手接过哭闹的宝宝，把头发湿透的她放在小床上，温柔地为她擦拭汗水，耳边回响起彭女士反复说的那句："孩子肚子胀气"。当下用手轻轻摸了摸宝宝的腹部，还是比较柔软的，并不像彭女士之前诉说的那样：宝宝肚子如何如何硬。此时宝宝也慢慢安静了下来，停止哭闹，只发出轻微的呢喃声，我接着用洗净的手指放在宝宝嘴角试探她是否有觅食反应，小家伙急不可耐地转头寻找，我们当下确定：宝宝饿了。

看来，对母亲的指导是第一位的，要从根本上改善她的喂养不当：纠正平坦乳头，让宝宝正确含接、有效吸吮，条件允许的情况下弃去假乳头保护罩的辅助。幸运的是，彭女士的乳头属于扁平乳头，不是凹陷乳头，这就更方便改善了。我们告诉她，每次喂奶的时候可以坐着喂，利用地球引力使乳头外凸；喂奶前可以轻轻拨弄乳头，刺激乳晕周围的皮肤，也会使乳头凸出一些。另外乳头扁平的妈妈不要等奶涨了再去给宝宝喂，会降低乳头和乳晕联合体的伸缩性和牵拉度，可以用手挤奶的方法挤出少量乳汁软化乳晕区后再哺乳。我们还强调了送乳的技巧，用压捏乳房组织来帮助宝宝更有效地含接。

说了几个针对性的方法后，我们将孩子交给彭女士："按照我们刚才说的给宝宝喂奶吧！""真的可以吗？"彭女士表现得信心不足,一脸疑惑。"放心,你一定没问题的。在宝宝大哭大闹前,你只要掌握好这几个要领就肯定可以的,和宝宝面对面,注意三贴:胸贴胸、腹贴腹、下巴贴着乳房。"我们边说边让宝妈一只手托住宝宝的头、颈等身体,另一只手呈"C"字托起乳房,从而把微凸的乳头和软软的乳晕在宝宝张大嘴的时候送入。那一刻,我们竟然也有一丝紧张,担心一个多月以来宝宝习惯了隔着假乳头保护罩用加倍的力气吸入很少量的乳汁,此时的亲喂是否会排斥?

万幸,聪明的小家伙大概第一次体验到了和妈妈真正的亲密接触,含接乳头正确,吞咽有力,时不时发出"咕嘟咕嘟"的声音。我们看到了宝宝卖力地吸吮,也看到宝妈脸上从进门开始第一次露出笑颜。我见机说道:"你看,宝宝多聪明,妈妈给她机会,她必定抓住。今天开始那个假乳头保护罩可以不用了。之前你总说宝宝肚子胀,这和宝宝每次吸吮不畅,满足不了需求,导致反复哭闹有关外,还和你使用的这款辅助工具有关。假乳头罩和你的乳头之间有数厘米,导致宝宝吸奶费力,乳汁吸入少,吸进去更多的是空气。这样每次满足不了她的需求,宝宝自然哭闹不停,肚子还胀。宝宝吃不好睡不好,怎么会长胖? 选择辅助哺乳工具还是要寻求专业人员的指导啊!"

宝妈茅塞顿开,感激地说:"我明白了,喂个奶还有那么多知识,之前真的是没有经验,看到宝宝哭就不知所措。现在知道了,今天真的收获不小,谢谢你们!"

考虑到彭女士的其他顾虑,我们接着说:"还有你不要觉得自己奶水不够,就减少宝宝吸吮的次数,奶水是越吸越多的,夜间也要坚持喂奶。吸不完时要及时排空,奶水才会源源不断,千万不要有留着下次喂哺的思想,这样容易造成乳腺管堵塞。保持心情舒畅,喂养宝宝只会越来越顺畅,所以不要焦虑。我们也相信家人会是你成功母乳喂养的坚强后盾,奶奶,你说是不是?"婆婆听到我们的问话后,连连点头表示赞同,脸上的表情和进门时截然不同,如释重负地松了口气。在她们离开之前,我们告知彭女士一周后会电话随访,对方欣然接受。

彭女士一直让我牵挂于心,本来一周左右的随访反馈,我三天后就迫不及待地拨通了她的电话,询问现在的喂乳情况:"周一回家后,你和宝宝的状态如何?奶水够吗?宝宝吸吮好吗?还在用假乳头保护罩吗……"彭女士回答道:"你好,李老师,周一回家后我按照你们的方法喂养,没有用假乳头保护罩了,宝宝吸吮得很好,哭闹也少了,我的奶水也比原来多了。"

又过了两周,我再次打电话随访跟踪,被告知一直母乳喂养,家属抱着宝宝感觉重了不少,宝宝睡眠也规律了,妈妈也能和宝宝同步睡眠了,准备七月底带宝宝接种疫苗和进行体格检查。

这一刻,我特别欣慰,现场的指导和健康教育效果颇佳,妈妈满足宝宝的喂养需求,提供肌肤接触,给予爱的供养;宝宝努力吸吮帮助妈妈产后恢复,预防疾病,妈妈和宝宝真正实现了供需双方面对面的成全。

(李　丹)